DRAUZIO VARELLA
CARLOS JARDIM

ilustrações de CAETO

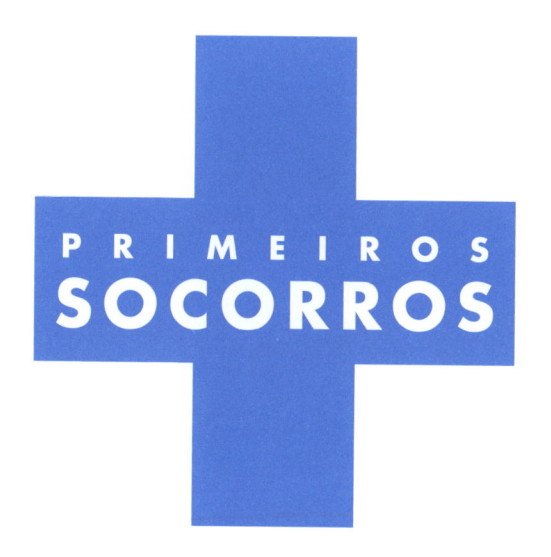

PRIMEIROS
SOCORROS

claroenigma

Grafia atualizada segundo
o Acordo Ortográfico da Língua
Portuguesa de 1990, que entrou
em vigor no Brasil em 2009.

capa e projeto gráfico
warrakloureiro

preparação
Márcia Copola

revisão
Arlete Zebber
Ana Luiza Couto

tratamento de imagem
Simone Ponçano

Dados Internacionais de Catalogação na Publicação (CIP)
(Câmara Brasileira do Livro, SP, Brasil)

Varella, Drauzio
   Primeiros socorros / Drauzio Varella e Carlos
Jardim; ilustrações de Caeto. — São Paulo : Claro
Enigma, 2011.

   ISBN 978-85-61041-65-6

   1. Primeiros socorros 2. Socorro médico de
urgência 3. Urgências médicas I. Caeto. II. Título.

| | CDD-616.025 |
| 11-04533 | NLM-WB 100 |

Índices para catálogo sistemático:
1. Emergências médicas 616.025
2. Medicina de urgência 616.025
3. Primeiros socorros : Medicina 616.025

[2011]
Todos ós direitos desta edição reservados à
EDITORA CLARO ENIGMA
Rua São Lázaro, 233
01103-020—São Paulo—SP
Telefone: (11) 3707 3531
www.companhiadasletras.com.br
www.blogdacompanhia.com.br

SUMÁRIO

+ INTRODUÇÃO 4

+ PRIMEIROS SOCORROS 7

+ PANCADAS NA CABEÇA 8

+ CORTES E MACHUCADOS 12

+ QUEIMADURAS 19

+ INSOLAÇÃO 27

+ CHOQUE ELÉTRICO 28

+ FRATURAS E ENTORSES 30

+ DISTENSÕES, TORÇÕES E ESTIRAMENTOS 34

+ MORDIDAS DE ANIMAIS 38

+ INTOXICAÇÕES 45

+ CONVULSÕES 48

+ ENGASGAMENTO 51

+ AFOGAMENTO 57

+ PARADA CARDIORRESPIRATÓRIA 60

+ TELEFONES ÚTEIS 66

+ GLOSSÁRIO 67

+ BIOGRAFIAS 70

INTRODUÇÃO

Escrevemos este livro para que você aprenda a socorrer os outros e a cuidar de si mesmo.

Na maioria dos acidentes os circunstantes ficam muito assustados; alguns chegam ao desespero. Como desconhecem a melhor forma de agir, fazem o que lhes indica o palpiteiro mais próximo — figura quase sempre presente nas aglomerações que se formam ao redor do acidentado.

Mesmo que esteja sem nenhum equipamento, um médico nessa hora sempre faz diferença. Mas por quê?

Simplesmente porque ele conhece as providências que precisam ser tomadas de imediato.

Como você verá, leitor, essas providências não passam de um conjunto de medidas práticas ditadas pelo bom senso, que podem e devem ser aprendidas por mulheres, homens e crianças, porque os acidentes ocorrem de forma imprevista, não importa quem esteja por perto.

Conhecer princípios básicos de primeiros socorros afasta o medo e deixa as pessoas mais seguras diante da adversidade, em condições de manter a calma, postura fundamental para conseguir ajudar os outros quando ocorre um acidente e para evitar que façam coisas erradas conosco, caso sejamos a vítima.

Depois de ler este pequeno manual, você perceberá que, ao prestar os primeiros socorros, "muito faz quem não atrapalha"; que nossas avós estavam erradas quando passavam manteiga em nossas queimaduras ou jogavam álcool para depois assoprar nossos machucados; e que boa parte das sequelas dos ferimentos é consequência de atendimentos inadequados.

Acidentes acontecem, diz o povo. Mas as pessoas se esquecem de dizer que quase sempre podem ser evitados. É só lembrar daqueles que você ou alguém sofreu em sua presença. Não bastaria um pouco mais de atenção ou tomar alguns cuidados simples para que não ocorressem?

Por isso, no fim de cada capítulo você encontrará as principais formas de prevenção. Procure incorporá-las em sua rotina diária e ensine seus pais, irmãos e amigos a adotá-las na vida doméstica. Afinal, prevenir é melhor do que remediar, como diziam nossas avós, dessa vez com muita propriedade.

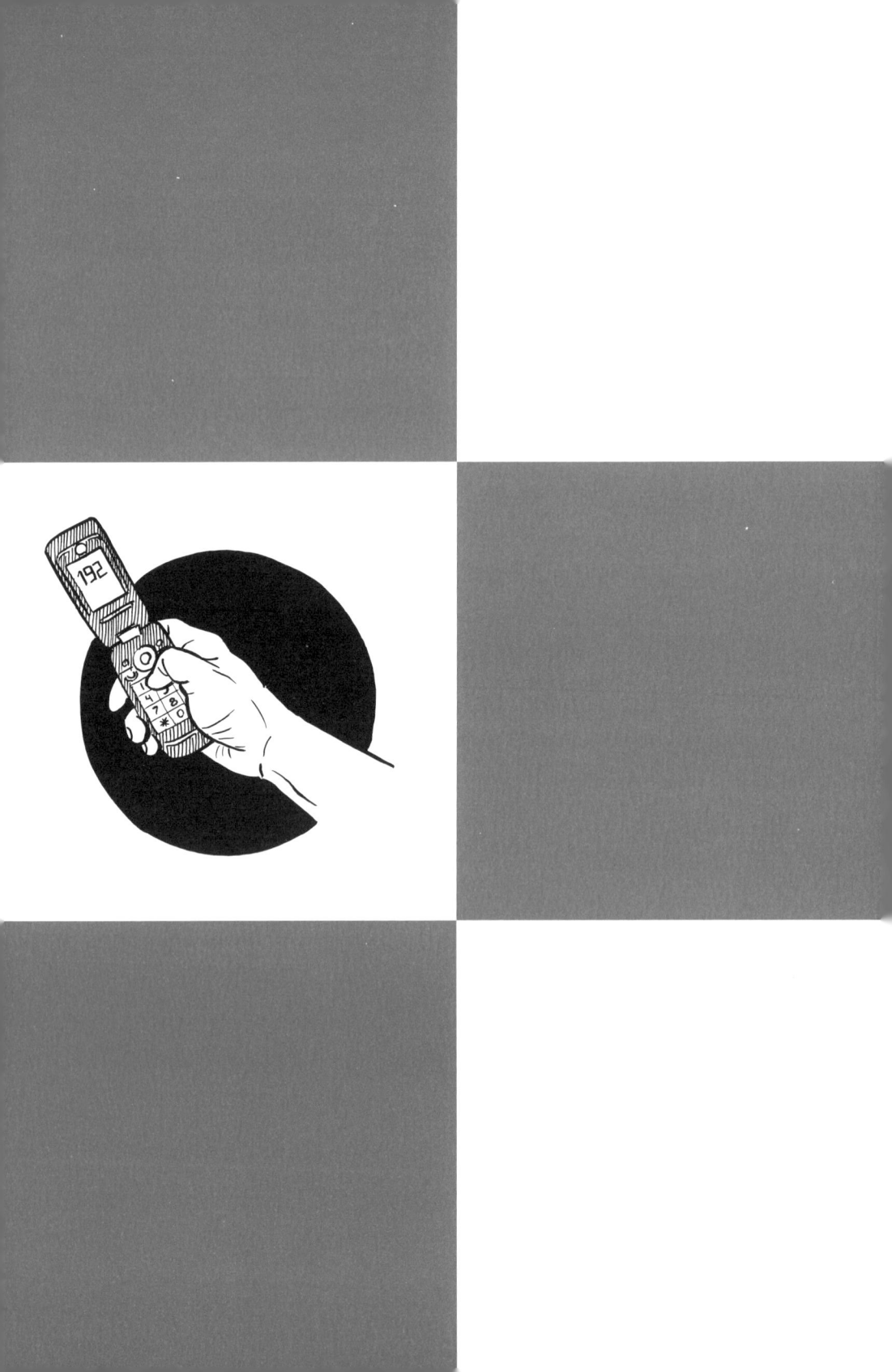

PRIMEIROS SOCORROS

Primeiros socorros são as ações que devem ser realizadas logo que um acidente acontece. Elas têm dois objetivos: nas situações mais complicadas, manter a pessoa viva; nas demais, ajudar a pessoa a se recuperar mais rápido.

Em algumas situações, não podemos ou não conseguimos resolver o problema com as próprias mãos. Quando isso acontecer, não esqueça que uma das medidas mais importantes é **chamar ajuda**.

A maioria das cidades tem um serviço eficiente para atender emergências.

É muito fácil chamar ajuda, é só ligar para o número 192.

Quando a pessoa atender seu chamado, explique com calma como e onde o acidente aconteceu. Os profissionais que atendem emergências são bombeiros, policiais, enfermeiros, médicos e paramédicos treinados que dispõem de equipamentos para resolver os casos mais complicados.

Lembre: se, num dado momento, você achar que é impossível fazer o que aprendeu neste livro, já fará muito se chamar ajuda rapidamente.

PANCADAS NA CABEÇA

Quando comparada ao restante do corpo, a cabeça do bebê é relativamente maior que a de um adulto. Ao começarmos a andar, precisamos aprender a equilibrá-la para que não bata nos objetos e não nos derrube.

A cabeça pode sofrer os golpes das quedas (da árvore ou da bicicleta) ou das pancadas (nos objetos que nos cercam). Esses traumatismos costumam ser leves, mas, às vezes, podem afetar o funcionamento dos neurônios, as células mais importantes do sistema nervoso.

Felizmente, a maioria dos traumas que atingem a cabeça não provoca lesões cerebrais.

Como o couro cabeludo é irrigado por uma rede extensa de pequenas artérias e veias, as batidas costumam formar "galos", que resultam de sangramentos sob a pele (*hematomas*).

Quando houver formação de um "galo", você deve aplicar gelo imediatamente, por pelo menos 15 minutos.

Ponha gelo picado num saco plástico. Proteja com um pano fino a pele do local em que o "galo" se formou e coloque o saco de gelo sobre ele.

Repita a operação a cada 2 horas (enquanto estiver acordado), até a dor e o inchaço desaparecerem.

Por causa da abundância de vasos sanguíneos, quando o couro cabeludo sofre um corte ou escoriação o sangramento é intenso e pode ser assustador.

Nessas circunstâncias, mantenha a calma.

+ **Lave as mãos com água e sabão.**

+ **Depois, com um pano limpo, umedecido com água filtrada, limpe o sangue escorrido até localizar a fonte do sangramento.**

+ **Comprima o corte com gaze ou pano seco durante 5 a 10 minutos para estancar a hemorragia.**

Quando o sangramento cessar, afaste o cabelo e examine o local com atenção.

Se houver apenas uma escoriação, lave o local com água e sabão (qualquer sabão). Se houver detritos acumulados, retire-os com cuidado.

Não passe desinfetante nem pomada no local.

Se o corte for mais profundo, comprima o local e procure assistência médica. Pode haver necessidade de dar pontos.

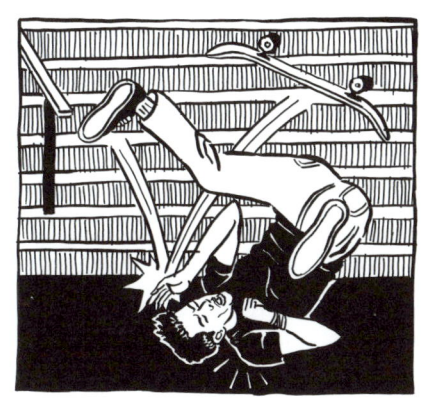
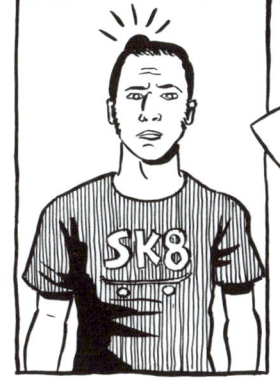
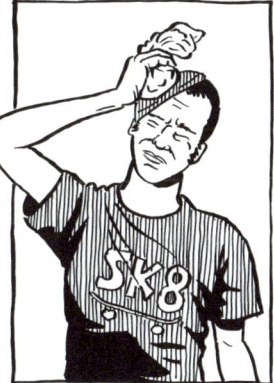

Ocasionalmente, uma pancada na cabeça faz sangrar um vaso situado no interior do cérebro ou nas membranas ao redor dele (*meninges*).

Esses casos precisam ser reconhecidos rapidamente, porque o sangue extravasado poderá comprimir estruturas cerebrais de importância vital para a sobrevivência.

Procure assistência médica imediatamente quando surgir:

+ **Dor de cabeça forte.**

+ **Desequilíbrio ao andar.**

+ **Visão dupla ou borrada.**

+ **Vômito.**

+ **Diferença no tamanho das pupilas (as pupilas, que são os pontos escuros no centro dos nossos olhos, podem dar uma ideia do funcionamento do cérebro).**

+ **Sonolência, confusão mental ou perda de consciência (desmaio).**

+ **Sangramento pelo nariz ou pelo ouvido.**

ATENÇÃO
• Se o acidentado for um de seus amigos, procure mantê-lo acordado por algumas horas para verificar se esses sintomas aparecem.

O QUE VOCÊ *NÃO* DEVE FAZER
• Se houver afundamento dos ossos da cabeça, não tente consertar sozinho.
• Se houver suspeita de lesão nos ossos do pescoço, não mude a pessoa de posição. Peça imediatamente auxílio ao SAMU (telefone 192) ou aos bombeiros (telefone 193).

COMO PREVENIR

- Jamais se esqueça de usar o cinto de segurança (mesmo no banco traseiro do automóvel, em ônibus ou caminhões).
- Crianças com menos de 7 anos devem ser transportadas em assentos especiais adaptados aos bancos dos veículos.
- Grades de segurança em escadas e em lajes e redes de proteção nas janelas podem evitar que crianças pequenas sofram acidentes graves.
- Tome muito cuidado quando for brincar ou empinar pipa em cima de lajes que não tenham proteção.

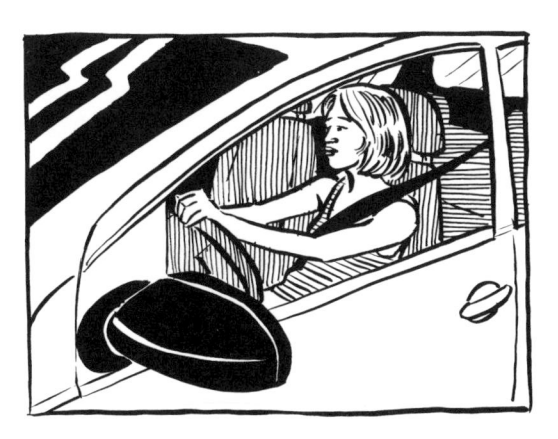

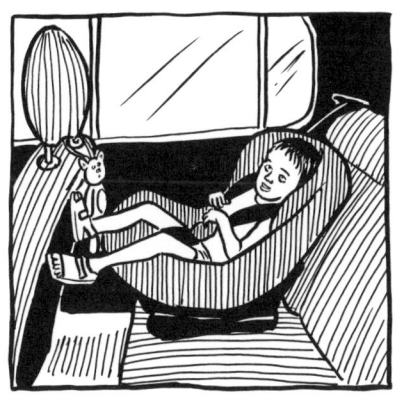

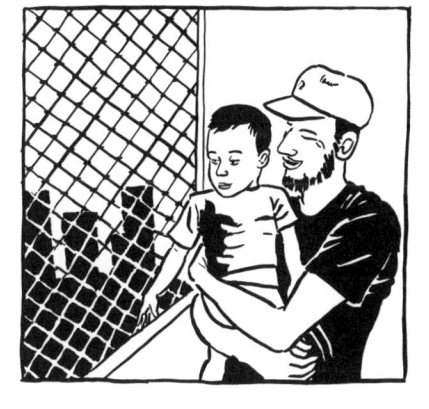

CORTES E MACHUCADOS

Na corrente sanguínea existem plaquetas e proteínas encarregadas de formar coágulos para interromper a circulação assim que alguma artéria ou veia se romper. O mecanismo é tão perfeito que, em poucos minutos, o coágulo endurece e bloqueia o fluxo de sangue.

Uma forma de acelerar esse processo é comprimir os vasos que estão sangrando.

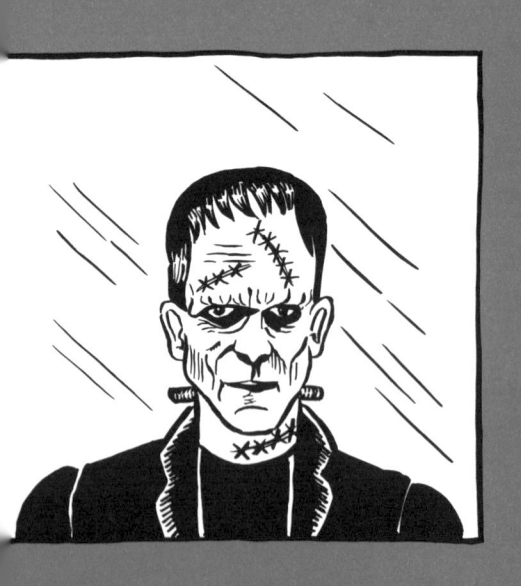

MACHUCADOS, CORTES SUPERFICIAIS E ESFOLADURAS

Quando há esfolamento da pele ou cortes superficiais, o próprio organismo se encarregará de cicatrizá-los, desde que você não atrapalhe.

A primeira coisa a fazer é lavar as mãos com água e sabão para não levar *germes* para a área afetada.

+ Se houver sangramento, comprima o local com gaze ou pano limpo até estancá-lo.

+ Depois que parar de sangrar, lave o ferimento com água corrente e sabão (qualquer sabão). Procure remover terra ou outros detritos com cuidado para não traumatizar o local.

+ NÃO aplique mercurocromo, água oxigenada, pomadas ou qualquer desinfetante no local. Apenas cubra a área com gaze ou pano limpo. Não utilize algodão, porque vai ficar grudado.

Se o local ferido entrou em contato com a terra, é importante procurar assistência médica para saber se há necessidade de tomar uma dose de reforço da vacina contra o *tétano*.

Nos dias seguintes, se surgir vermelhidão, calor, dor, inchaço e pus no ferimento, procure um médico. Esses são sinais de infecção bacteriana.

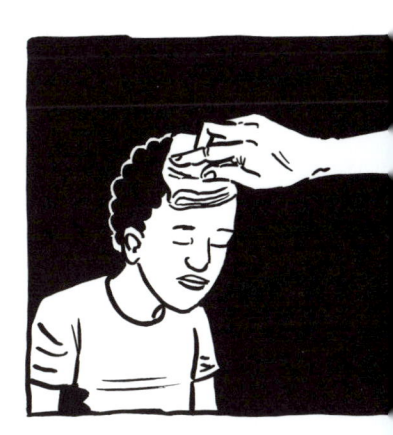

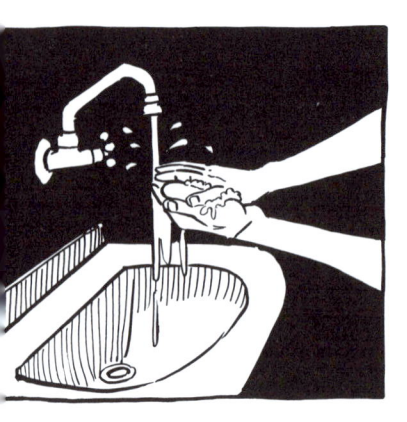

CORTES MAIS PROFUNDOS

Costumam ser provocados por facas de cozinha, cacos de vidro, pregos e outros objetos.

Nessas ocasiões, faça o seguinte:

+ **Lave as mãos com água e sabão.**

+ **Coloque a pessoa deitada. Deixe a parte que está sangrando num nível mais alto do que o restante do corpo.**

+ **Pressione o local do sangramento com um pano limpo até estancá-lo (o que geralmente ocorre em 5 a 10 minutos, no máximo).**

+ **Procure atendimento médico.**

Se cair sangue sobre sua pele, não se assuste. Nenhum germe poderá penetrá-la se ela estiver íntegra, sem escoriações visíveis.

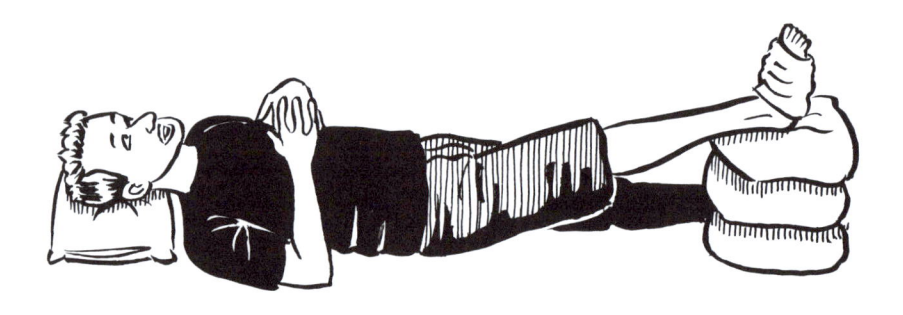

CORTES MUITO PROFUNDOS
COM SANGRAMENTO ABUNDANTE

Peça ajuda médica imediatamente (não esqueça o telefone do resgate: 193 ou 192).

Enquanto o socorro não chega, você deve agir exatamente como no caso anterior:

+ Comprima o local do sangramento.

+ Se o sangramento ocorrer na cabeça ou nos membros, mantenha-os elevados em relação ao restante do corpo.

Ao contrário do que os antigos faziam:
Jamais aplique torniquetes nos braços ou nas pernas.

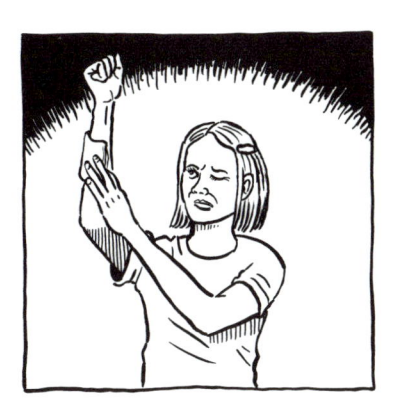
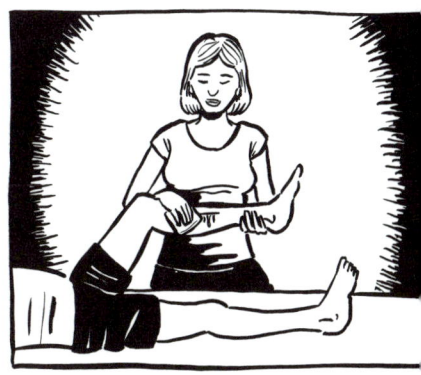

SANGRAMENTO NASAL

Se seu nariz sangrar, você deve sentar com a cabeça ereta e manter a calma.

+ **Não incline a cabeça para trás, como aconselhavam nossas avós: o sangue pode ir para os pulmões e dificultar a respiração.**

+ **Comprima o nariz durante 10 minutos (respirando pela boca).**

+ **Se o sangramento continuar, repita a compressão por mais 10 minutos. Se ainda assim persistir, procure atendimento médico.**

SANGRAMENTO NO OUVIDO

Pode ocorrer depois de uma batida forte na cabeça.

+ **Nesse caso, procure atendimento médico imediatamente.**

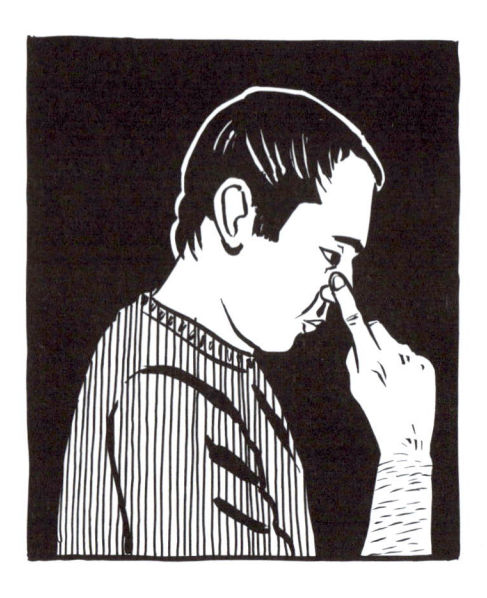

SANGRAMENTO NOS OLHOS

Se algum traumatismo provocar sangramento nos olhos:

+ Aplique uma compressa de água fria sobre o local, sem apertar muito, e procure um pronto-socorro imediatamente.

SANGRAMENTO SOB A PELE

Batidas e pancadas podem dar origem a manchas arroxeadas, que, mais tarde, ficam amareladas.

+ Quando isso acontecer, você deve aplicar compressas com água gelada.

Em caso de dor forte, tome um *analgésico*. Não há mais nada a fazer; a mancha deve desaparecer em poucos dias.

PREVENÇÃO
- Deixe facas e objetos pontiagudos longe do alcance de crianças menores. Guarde-os em gavetas ou armários trancados.
- Cuidado para não guardar as facas com a lâmina virada para cima. Depois de lavá-las, deixe-as escorrer com a ponta virada para baixo.
- Prateleiras e outros objetos de vidro cortante não devem ser colocados em áreas de passagem.

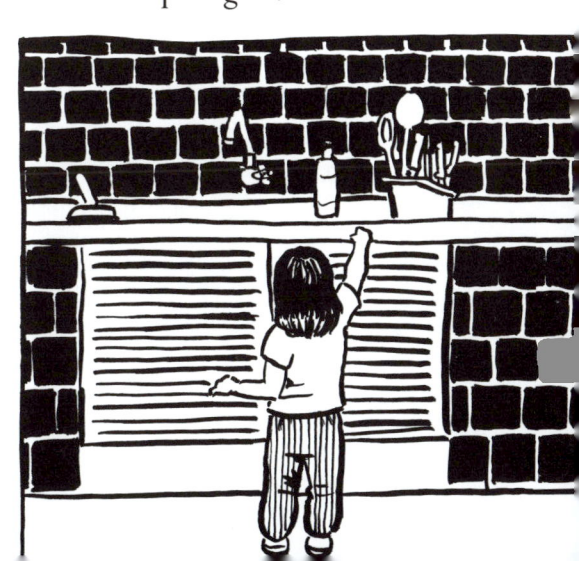

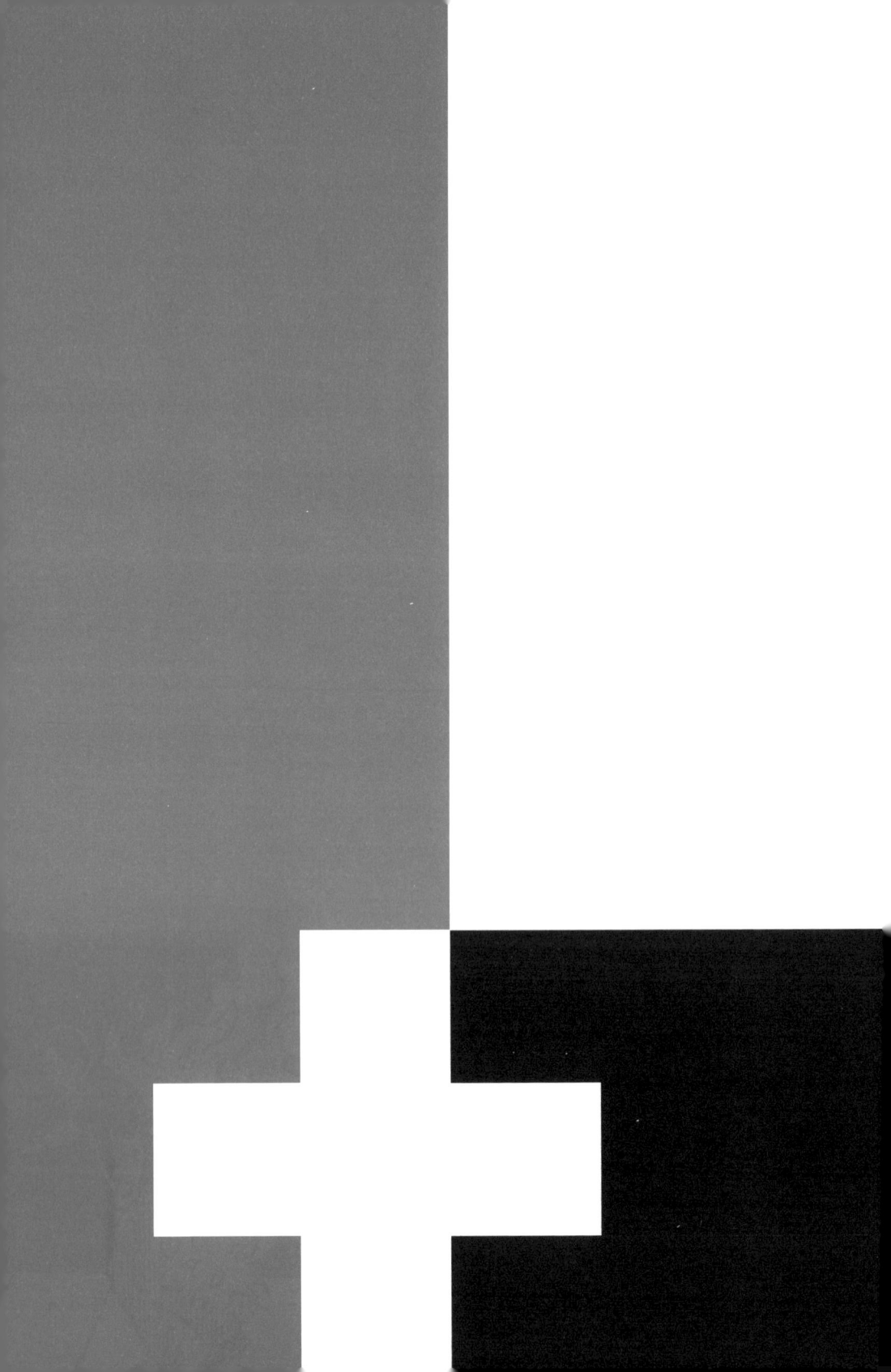

QUEIMADURAS

As queimaduras acontecem como consequência da ação do calor, do frio ou de agentes químicos. É importante lembrar que o sol, fonte de *radiação* e calor, também causa queimaduras graves.

De acordo com a profundidade, as queimaduras podem ser classificadas em três grupos: primeiro, segundo e terceiro graus.

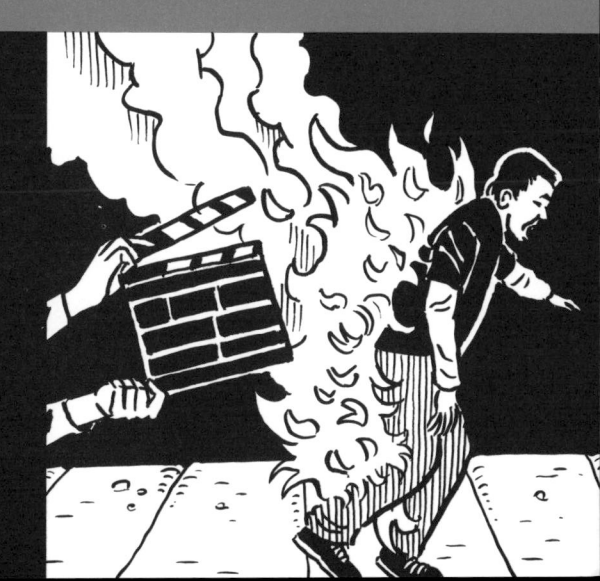

PRIMEIRO GRAU

É o caso típico das queimaduras provocadas pelo sol. Nesses casos, o calor destrói apenas as camadas mais superficiais da pele.

Surge vermelhidão no local e ardência contínua, geralmente sem formação de bolhas.

+ **O tratamento consiste em tomar banho com água fria e secar cuidadosamente o corpo com uma toalha macia, sem esfregar a pele.**

+ **Não aplique nenhum tipo de pomada para quei-madura nem manteiga ou pasta de dente. Elas podem causar alergias ou grudar na pele e agra-var o problema.**

Para aliviar a dor, podem ser usados analgésicos comuns e *anti-inflamatórios*.

SEGUNDO GRAU

Há a formação de bolhas, cheias de líquido amarelo--claro. É o caso típico das queimaduras com panelas, ferro de passar roupa e líquidos quentes.

O tratamento é simples:

+ **Abra a torneira fria imediatamente e coloque a parte atingida sob a água corrente durante pelo menos 5 minutos.**

+ **Depois, seque o local com cuidado e cubra-o com gaze ou pano limpo.**

+ **Não passe nenhuma pomada, pasta de dente, ge-lo, pó de café, manteiga ou qualquer outra subs-tância. Não esfregue a área queimada no cabelo, o atrito agravará a queimadura.**

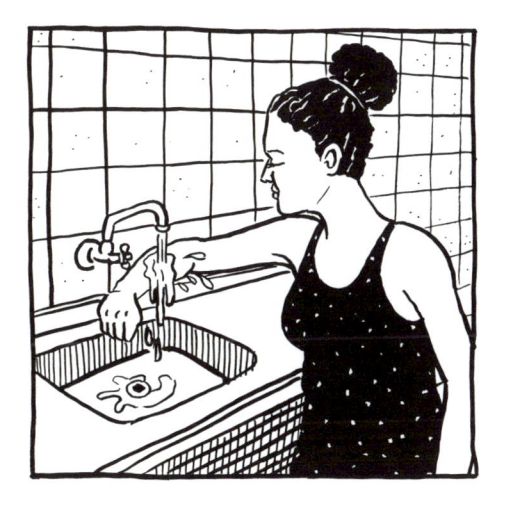

Essa medida vale para todas as queimaduras. A água resfria a pele e alivia a dor.

Há quem acredite que a água fria favorece o aparecimento de bolhas. Não é verdade!

Jamais fure as bolhas. Os germes existentes na pele poderão infeccioná-las.

TERCEIRO GRAU

São as queimaduras mais profundas. Nelas, nem há formação de bolhas, porque as camadas mais superficiais da pele morrem imediatamente.

Você deve fazer o seguinte:

+ **Coloque a área queimada sob um jato suave de água fria por pelo menos 5 minutos.**

+ **Não passe nada no local. Cubra-o com um pano limpo e transporte a pessoa para um pronto-socorro o mais rapidamente possível.**

ROUPAS EM CHAMAS

Quando as roupas pegam fogo, não deixe a pessoa correr; acalme-a para que você possa fazer o seguinte:

+ **Abafe o fogo com toalhas ou cobertores, de preferência molhados. Se não for possível, faça a pessoa rolar pelo chão.**

+ **Depois, tire as roupas queimadas, porque elas retêm o calor e podem grudar no corpo.**

+ **Remova com cuidado tudo o que puder exercer pressão sobre a área queimada: sapatos, cinto, anéis, relógio e outros acessórios.**

+ **Com delicadeza, jogue água fria nas queimaduras.**

+ **Mantenha a pessoa deitada, com a área queimada voltada para cima, até que o socorro chegue.**

+ **Se não houver nenhuma possibilidade de socorro, cubra as superfícies queimadas com um pano limpo contendo vaselina (para não grudar).**

Administre dipirona, paracetamol ou anti-inflamatórios para aliviar as dores.

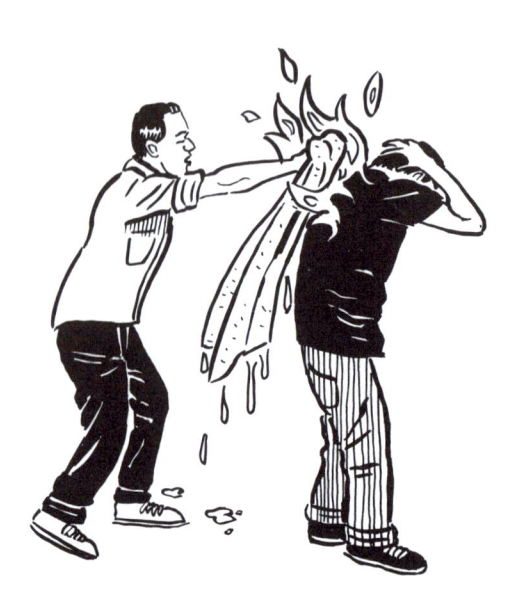

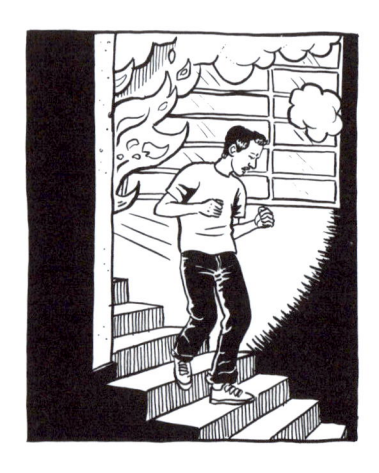

INCÊNDIO

Em caso de incêndio no local em que você se encontra, tome as seguintes providências:

+ **Procure manter a calma. Quase sempre é possível abandonar o local.**

+ **Use as escadas. Em hipótese alguma utilize o elevador; você pode ficar preso.**

+ **Antes de abrir a porta, verifique se ela está quente. Se estiver, é porque existe fogo no corredor. Mantenha-a fechada para evitar que o fogo entre.**

+ **Se não puder sair do aposento, molhe toalhas, lençóis ou cobertores e coloque-os nos vãos da porta para impedir que a fumaça penetre.**

+ **Molhe as cortinas, tapetes e carpetes. Jogue água na porta, para esfriá-la.**

+ **Abra as janelas para entrar oxigênio e peça ajuda. Os bombeiros precisam saber onde você se encontra.**

+ **Improvise uma máscara com um pano molhado.**

+ **Como a fumaça é mais leve do que o ar, tem tendência de subir. Procure rastejar ou andar de quatro.**

Lembre-se: o telefone dos bombeiros é 193.

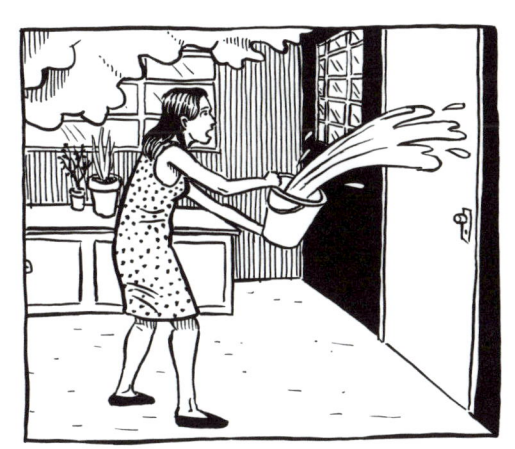 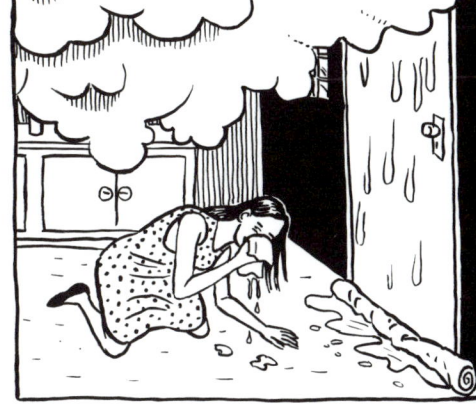

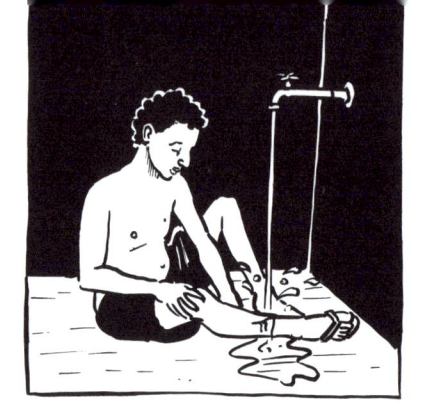

PRODUTOS QUÍMICOS

Ao se queimar pelo contato com produtos químicos, tome os seguintes cuidados:

+ **Retire a roupa molhada com o líquido que causou a queimadura.**

+ **Lave o local com água corrente, fria, embaixo de uma torneira ou chuveiro, por pelo menos 5 minutos.**

+ **Você poderá entrar no chuveiro imediatamente, deixando para tirar a roupa quando já estiver sob a água.**

+ **Se o líquido irritante cair nos olhos, lave-os com água corrente durante pelo menos 5 minutos e procure atendimento médico imediatamente.**

PREVENÇÃO

Requer medidas relativamente simples:

- Coloque as panelas nas bocas traseiras do fogão e com os cabos virados para dentro, para evitar que as crianças pequenas os puxem.
- Não utilize nenhum tipo de chama dentro de casa, nem para aquecimento ou iluminação. Se não puder evitar, deixe-a distante de tecidos (cortinas, tapetes, toalhas) e sempre sob sua visão. Não espalhe velas pelos cômodos da casa.
- Jamais toque num ferro de passar sem ter certeza de que ele está frio.
- Solventes, combustíveis (como o álcool e a gasolina) e outros produtos químicos podem provocar queimaduras graves. Evite se aproximar deles.
- Cuidado com a exposição prolongada ao sol. Use filtro solar.

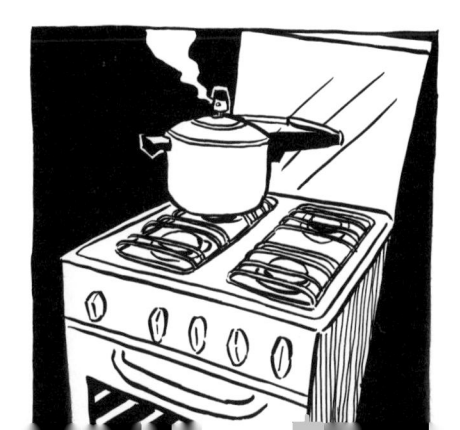

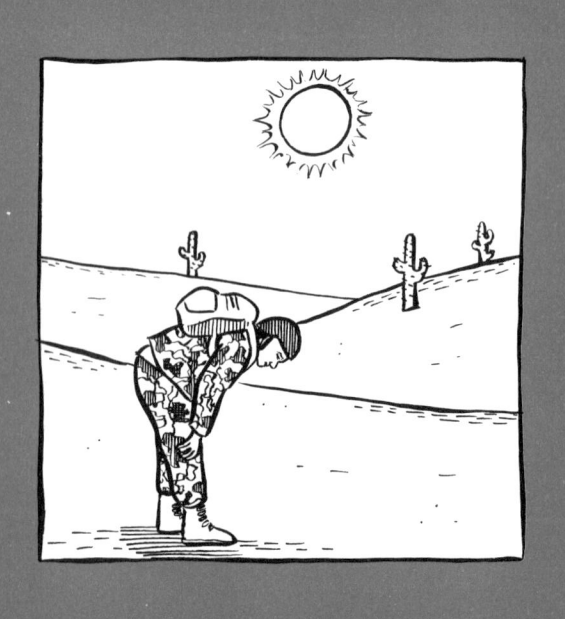

INSOLAÇÃO

Insolação é um estado que se caracteriza pelo aumento da temperatura do corpo acima de 40,5 graus Celsius, associado a alterações neurológicas.

Ela acontece quando o corpo é exposto a temperaturas ambientes muito elevadas, sem haver dissipação do calor.

Sua causa mais frequente é a prática excessiva de exercícios em dias muito quentes.

Os sintomas clássicos são:

+ **Pele avermelhada (pela vasodilatação).**

+ **Aumento da *frequência respiratória*.**

+ **Alteração da consciência.**

+ **Nos casos mais graves pode haver sangramento, convulsões e falta de ar.**

Insolação não é o mesmo que desidratação. Nem todas as pessoas com insolação estão *desidratadas*.

TRATAMENTO

Não há remédios úteis para a insolação. O tratamento consiste, basicamente, em resfriar o corpo.

Utilize ventiladores e aplique compressas de água fria (não gelada) no corpo despido, até que a pessoa seja transportada para o hospital, com urgência.

CHOQUE ELÉTRICO

Choques elétricos causam danos porque nosso corpo funciona como uma resistência à passagem da corrente. Quanto maior a intensidade da corrente, maior o perigo.

Se alguém tomar um choque em sua presença:

+ **Desligue rapidamente a chave geral da casa, para interromper o contato da pessoa com a fonte elétrica.**

+ **Se isso não for possível, tente afastar a pessoa da fonte elétrica com auxílio de material não condutor de eletricidade, como borrachas ou panos secos.**

+ **Em seguida, verifique se a pessoa respira espontaneamente, se é capaz de se movimentar ou de emitir algum som.**

+ **Se houver dúvida, chame imediatamente o serviço de emergência.**

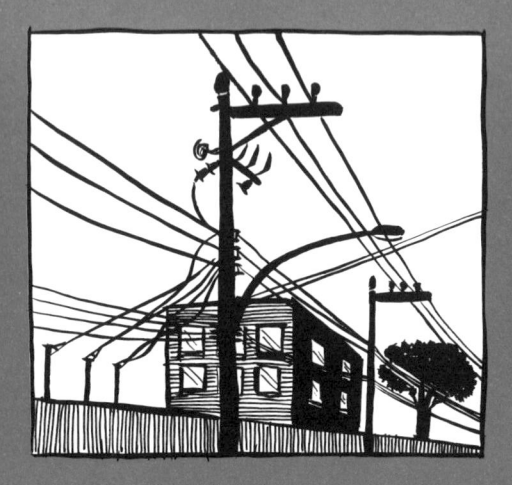

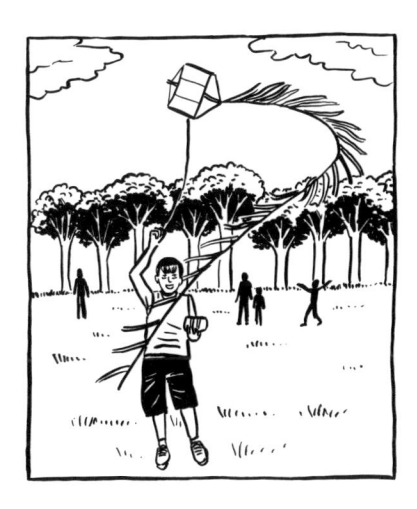

CUIDADO

- Ao atender alguém que levou um choque forte, tome todas as precauções para não se tornar mais uma vítima.

PREVENÇÃO

- Nunca toque em equipamentos ou circuitos elétricos com as mãos, roupas ou calçados molhados.
- Coloque protetores nas tomadas para evitar que as crianças pequenas enfiem os dedos ou introduzam objetos em seu interior.

CUIDADO AO EMPINAR PIPAS

- Procure empinar pipas em lugares abertos, longe de fios e postes.
- Não tente recuperar pipas ou outros objetos que ficaram presos em fios elétricos.
- Não faça pipas com material metalizado nem use linha com cerol.

FRATURAS E ENTORSES

Quando você sofre um traumatismo mais forte, é muito difícil saber se algum osso quebrou. Na maioria das vezes, não há fraturas, mas pode haver *estiramentos* dos tendões, dos músculos ou dos ligamentos que formam as juntas (articulações).

Em qualquer caso, você deve agir como se algum osso tivesse quebrado.

Diante da suspeita de fratura óssea, a palavra de ordem é imobilizar a parte afetada.

A imobilização reduz a dor, diminui o inchaço provocado pelo trauma e impede que os ossos se desalinhem.

Em hipótese alguma tente colocar os ossos no lugar, tracioná-los ou apertá-los.

Lembre que bolsa de gelo no local traumatizado reduz o inchaço, o hematoma e a dor. O gelo age como anti-inflamatório.

SUSPEITA DE FRATURA NA MÃO, BRAÇO OU OMBRO

- Para imobilizar, improvise uma tala com jornal e uma pequena tábua.
- Amarre-a em volta do antebraço para fixá-la, com cuidado para não apertar.
- Prepare uma tipoia para apoiar o membro machucado: Pegue um pano largo e dobre-o para que fique triangular. A parte mais larga do triângulo deve ficar na altura do cotovelo, e as duas extremidades amarradas, atrás do pescoço. Com um alfinete, prenda os dois lados da tipoia em volta do antebraço, para que ele fique firme na altura do coração.

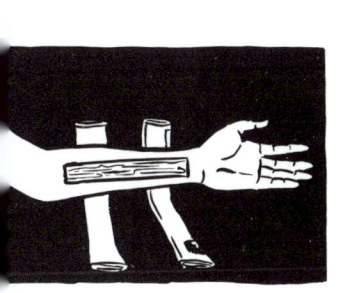 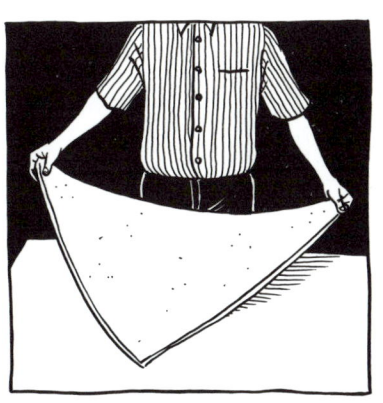 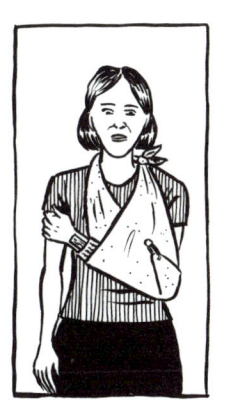

Se o traumatismo ocorreu na mão, imobilize-a de modo que os dedos fiquem parcialmente dobrados. Jamais deixe a mão enfaixada com os dedos fechados ou esticados.

SUSPEITA DE FRATURA NO PÉ

- Prepare um rolo com uma toalha ou cobertor.
- Coloque a parte central em volta do pé e as extremidades esticadas ao longo da lateral das pernas (em forma de U).
- Amarre uma tira para prender a ponta do pé, outra para prender o tornozelo e outra ainda na altura da canela, para dar firmeza.

Não tente tirar os sapatos nem as meias, porque pode doer e agravar a fratura.

SUSPEITA DE FRATURA NAS PERNAS OU NAS COXAS

- Prepare um rolo com uma toalha ou cobertor e coloque-o entre as pernas e coxas.
- Corte cinco pedaços de pano para imobilizar os dois membros contra o rolo improvisado.
- Com cuidado para não apertar, amarre os pedaços de pano em cinco alturas: tornozelos, parte superior das canelas, joelhos, parte inferior das coxas e parte superior das coxas.
- Procure dar os nós de modo que fiquem sobre o rolo na parte central, evitando machucar a pele.

Em traumatismos de braços e pernas, aperte e solte a ponta dos dedos. Se o sangue demorar muito para retornar, o socorro precisa ser urgente.

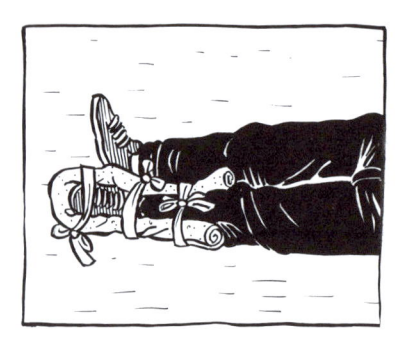 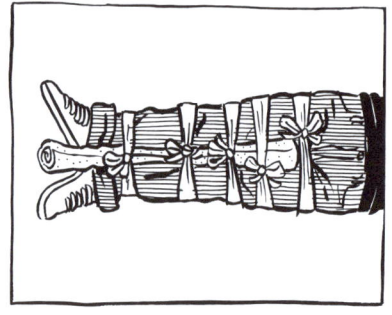

SUSPEITA DE FRATURAS DE COLUNA

Acidentes graves como os automobilísticos, as quedas de moto, de lajes ou simples quedas no ambiente doméstico às vezes lesam a coluna. Podem surgir: dificuldade de movimentação, dor forte, paralisias ou formigamentos nos braços e nas pernas e até falta de ar.

Mesmo em caso de dúvida ou na ausência desses sintomas, se você desconfiar que houve trauma na coluna vertebral, lembre que:

+ **Mudar as vértebras de posição nesse momento é muito perigoso, porque pode provocar paralisia irreversível.**

+ **Para evitar que isso aconteça, chame o resgate imediatamente. Deixe a pessoa imóvel, na posição em que se encontra.**

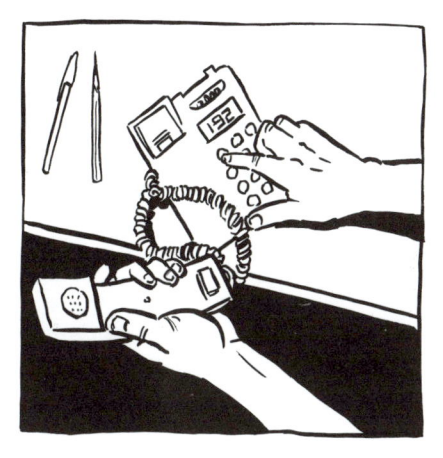 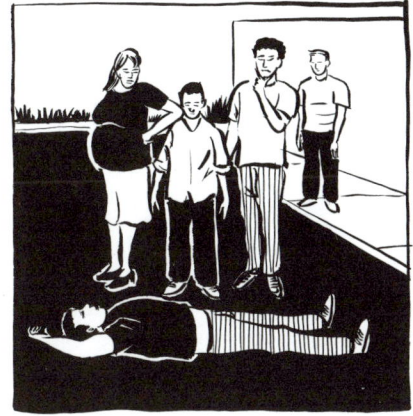

DISTENSÕES, TORÇÕES E ESTIRAMENTOS

Os músculos se prendem aos ossos através de tendões. Quando as fibras musculares se contraem, o músculo encurta e os tendões puxam os ossos.

As distensões acontecem quando um músculo ou um tendão sofre um estiramento que rompe as fibras e os vasos sanguíneos que as irrigam, provocando inflamação no local.

Elas ocorrem quando os tendões e os músculos fazem uma contração repentina, de forte intensidade. Nesses casos, surge dor em pontada e dificuldade de movimentação.

As articulações são formadas por ligamentos que prendem um osso ao outro. Os estiramentos ocorrem quando esses ligamentos são submetidos a uma força que rompe suas fibras.

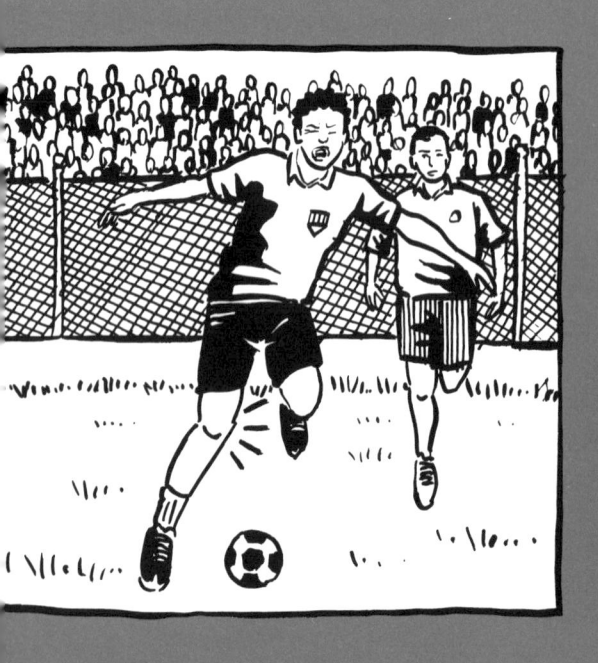

Sempre que houver lesão muscular ou nas juntas, você deve tomar quatro providências:

1ª GELO
Aplique gelo no local da lesão imediatamente. Essa é a primeira e mais importante medida a ser tomada.

O frio diminui a sensibilidade à dor, o inchaço, o sangramento interno e o processo inflamatório associado ao trauma sofrido pelo músculo ou pela articulação.

Para aplicá-lo, faça o seguinte:

+ **Ponha gelo picado num saco plástico. Proteja a pele com um pano fino e coloque o saco de gelo sobre ele.**

+ **Deixe de 15 a 20 minutos.**

+ **Repita a operação a cada 2 horas (enquanto estiver acordado), até a dor e o inchaço desaparecerem.**

Se a pele do local ficar muito pálida, insensível e com formigamento, retire o gelo, espere alguns minutos e reinicie.

ATENÇÃO
* Não utilize compressas quentes.
* O calor aumenta o fluxo de sangue no local e poderá agravar o sangramento, o inchaço e a inflamação.
* Compressas ou bolsas de água quente só deverão ser usadas quando o inchaço tiver desaparecido completamente.
* Compressas quentes são úteis nas contraturas musculares (sem distensão) para relaxar os músculos afetados.

2ª PROTEÇÃO E COMPRESSÃO

Proteja o músculo ou a articulação lesada com uma faixa ou bandagem para comprimir a área e evitar que o inchaço e o sangramento interno aumentem.

Cuidado para não apertar muito forte e dificultar a circulação sanguínea. Quando a compressão está exagerada, a área do membro situada abaixo dela fica fria e pálida, sinais de que o fluxo de sangue para o local está insuficiente.

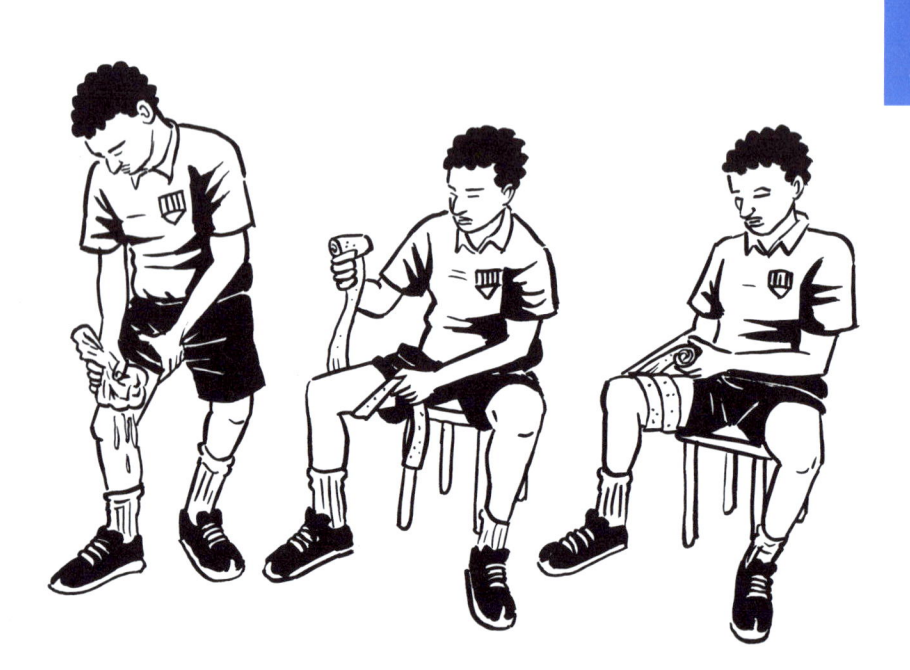

3ª REPOUSO

Evite atividades que aumentem a dor ou o inchaço, mas não fique completamente parado.

Use o bom senso: os limites para a atividade são a dor e o inchaço. Doeu ou inchou, pare.

É importante movimentar-se para evitar que os músculos enfraqueçam e as articulações percam a elasticidade.

4ª ELEVAÇÃO

A ação da gravidade dificulta a absorção do inchaço.

Mantenha o membro em que ocorreu a distensão muscular ou o estiramento dos ligamentos articulares em posição elevada em relação ao coração.

Esse cuidado é especialmente importante durante a noite.

MORDIDAS DE ANIMAIS

Em praticamente todos os casos de mordida você deve sempre:

+ Lavar o local atingido com água limpa e sabão. Cobrir com gaze ou pano limpo. Procurar um médico para avaliar.

É bom lembrar que pode ser necessária a administração de vacina antirrábica — contra a raiva, doença viral transmitida por cachorros infectados, ratos e morcegos. Pode haver necessidade, ainda, de uma injeção antitetânica ou mesmo de reparação com pontos cirúrgicos.

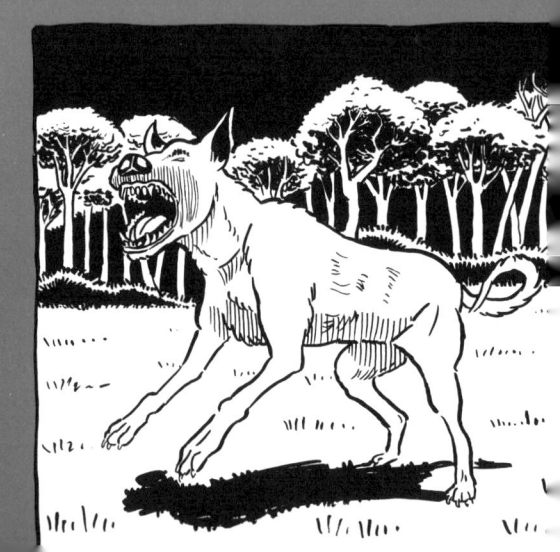

PICADAS DE ANIMAIS PEÇONHENTOS

Há animais que, ao picar, injetam veneno em nossa corrente sanguínea. É o caso de algumas cobras, aranhas, escorpiões e lagartas.

Adote as seguintes providências:

+ **Mantenha a pessoa deitada, imóvel, e coloque o membro atingido em posição elevada. O repouso e a gravidade ajudam a diminuir a circulação do sangue no local e reduzem a absorção do veneno.**

+ **Tire anéis, pulseiras e outros acessórios que dificultem a circulação do sangue, especialmente se estiverem próximo do local ferido.**

+ **Se houver dor no local, aplique gelo ou compressas com água fria.**

+ **Enquanto não chega ao pronto-socorro, administre dipirona ou paracetamol para aliviar as dores.**

ATENÇÃO
- Gelo aplicado durante muito tempo provoca dor e pode danificar a pele e até as estruturas que estão recobertas por ela. Quando o local ficar muito gelado e doloroso, retire o gelo por alguns minutos.
- Leve a pessoa para um posto de atendimento, com todo o cuidado para que ela se movimente o mínimo possível.
- Se puder, leve também o animal que a atacou. Existem diversos tipos de soro para picadas de cobra, mas somente uma pessoa treinada é capaz de escolher o mais indicado para cada caso.

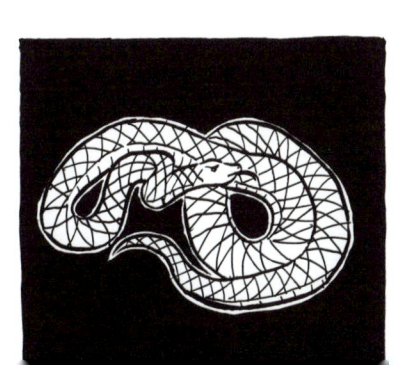

O QUE VOCÊ *NÃO* DEVE FAZER

+ **Em hipótese alguma amarre ou faça garrotes no braço ou na perna acidentada. Além de não impedir que o veneno seja absorvido, o *garroteamento* dificulta a circulação do sangue e pode causar *necrose* e *gangrena*.**

+ **Não faça cortes ao redor da ferida nem tente chupar o local. Na picada, o veneno já cai diretamente na corrente sanguínea. A tentativa de retirá-lo com a boca é ineficaz, pode agravar a lesão e causar infecções.**

+ **Não aplique nenhum tipo de substância no local. Colocar pomadas, folhas, terra ou pó de café apenas aumentará a chance de infecção.**

+ **Não deixe ninguém dar para o acidentado bebida alcoólica nem comprimidos de anti-inflamatórios (podem prejudicar o funcionamento dos rins).**

PICADAS DE ARANHAS E ESCORPIÕES

Na maioria das vezes, não precisam de tratamento específico. A dor e a inflamação regridem apenas com o seguinte cuidado:

+ **Cubra o local com um pano limpo e aplique gelo, seguindo as recomendações dadas no caso de picadas de cobra.**

Assim que possível, procure um serviço de saúde para saber se é preciso fazer mais alguma coisa.

ARANHAS

As aranhas mais encontradas no Brasil são a armadeira, a marrom e a viúva-negra. Há ainda as aranhas-caranguejeiras e as tarântulas.

Aranhas armadeiras

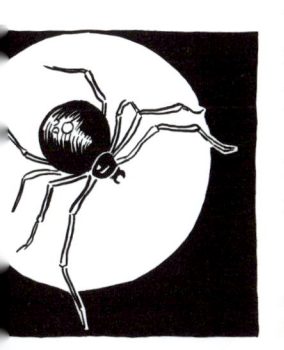

Existem em todas as regiões do país, com exceção do Nordeste. Elas têm pelos curtos, num tom acinzentado de marrom, com manchas claras no abdômen e no dorso. Seu corpo pode atingir 4 centímetros, e as pernas chegam a ter 15 centímetros.

As armadeiras não constroem teias. Vivem em terrenos baldios, escondidas em frestas, cascas de árvores e pilhas de materiais de construção.

Dentro das casas, escondem-se em roupas e calçados.

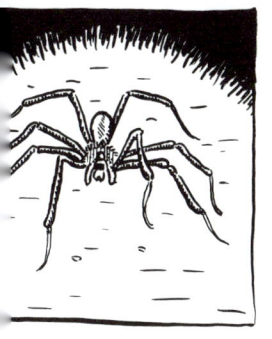

A picada é acompanhada de dor imediata e intensa. Geralmente surge inchaço no local.

Na maioria das vezes, esse quadro regride espontaneamente em algumas horas.

Em casos mais graves, pode haver taquicardia (elevação da frequência cardíaca), suor intenso, enjoos e vômitos.

Se a pessoa apresentar esses sintomas, é necessário procurar um pronto-socorro para a administração de soro específico.

Aranhas marrons

Têm dimensões menores: geralmente 1 centímetro de corpo e 3 centímetros de pernas. O corpo é revestido de pelos curtos num tom esverdeado de marrom.

Escondem-se em roupas, atrás de quadros e frestas protegidas da luz.

Apesar de se distribuírem por todo o país, os acidentes são mais frequentes na Região Sul.

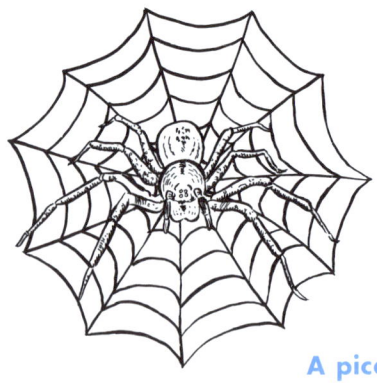

A picada não costuma doer. Depois de algumas horas surge vermelhidão, dor e endurecimento no local, que regridem espontaneamente.

Em casos graves aparecem febre, bolhas e escurecimento da pele. Nessa situação é necessário procurar um pronto-socorro (pode haver necessidade de soro antiaracnídico).

Viúvas-negras

Não têm pelos evidentes, são de cor preta e podem exibir manchas vermelhas no abdômen (que é bem arredondado). Algumas são de cor marrom e apresentam o mesmo tipo de mancha avermelhada.

As viúvas-negras constroem teias em vegetação rasteira e em arbustos.

Os acidentes com essas aranhas são pouco frequentes, apesar de elas serem encontradas no país inteiro. A maioria dos acidentes ocorre nas regiões litorâneas, especialmente no Nordeste.

A picada causa dor de moderada intensidade, acompanhada de contrações musculares. Procure atendimento médico se houver suor intenso, agitação e alterações da pressão arterial.

Outras aranhas

Tarântulas e caranguejeiras geralmente não causam acidentes mais graves.

Aranhas que fazem teias com desenhos geométricos (circulares ou triangulares) também não oferecem perigo, mesmo que sejam grandes.

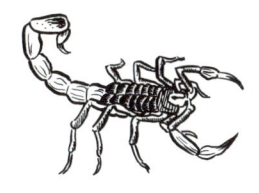

ESCORPIÕES

Os escorpiões se alimentam de insetos, como baratas e grilos. Apresentam tronco, quatro pares de pernas e cauda, na ponta da qual há bolsas de veneno e um ferrão.

Gostam de ficar abrigados da luz, sob pedras, entulho ou lenha. Vivem em todas as regiões do país.

A picada do escorpião causa dor intensa, sensação de ardência ou agulhadas.

Nessas situações, aplique gelo no local (proteja a pele com um pano limpo) e dê analgésicos comuns.

Nos casos mais graves (geralmente em crianças), provoca taquicardia, suores, enjoos, vômitos e queda de pressão.

Se houver sonolência ou pressão baixa, procure atendimento médico.

FORMIGAS E ABELHAS

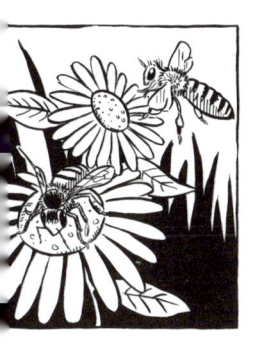

As ferroadas não costumam causar problemas graves. Na maior parte dos casos surge apenas calor, inchaço, vermelhidão e dor no local.

Raramente, pode ocorrer uma reação alérgica mais intensa, que se inicia poucos minutos após a ferroada. Essa reação, chamada de anafilática, é caracterizada por inchaço das vias aéreas e dificuldade para respirar. Nos casos de múltiplas picadas pode haver taquicardia e alterações da coagulação do sangue.

Aplique gelo ou compressas frias no local.

Se surgir falta de ar, procure imediatamente um pronto-socorro.

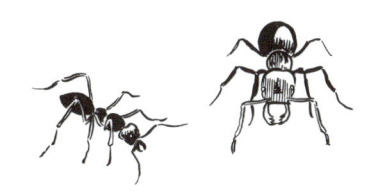

PREVENÇÃO DAS PICADAS DE INSETOS

- Mantenha o interior da casa, o quintal e o jardim limpos, sem acúmulo de lixo e objetos que sirvam de esconderijo.
- Use telas em portas e janelas. Vede as frestas.
- Examine roupas antes de vesti-las e sapatos antes de calçá-los.
- Use botas de cano longo, mangas compridas e luvas quando manipular objetos que possam abrigar aranhas ou escorpiões.
- Cuidado com as colmeias. Fique distante das abelhas.

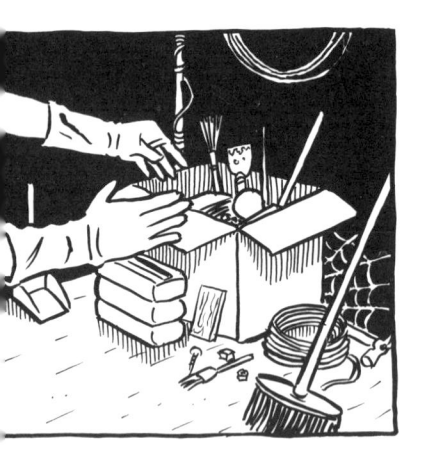 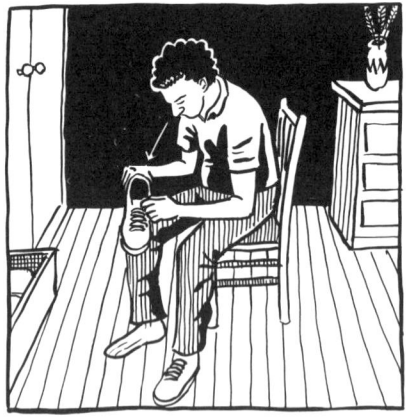

INTOXICAÇÕES

As intoxicações são causadas pela ingestão, pela inalação ou pelo contato com alguma substância tóxica que altera o funcionamento normal do organismo.

Em todos os casos de intoxicação é fundamental parar imediatamente de beber, comer ou respirar o agente suspeito de causá-la.

Muitos agentes tóxicos são neutralizados com o uso de antídotos capazes de reverter a ação indesejada. Esses antídotos, no entanto, só devem ser administrados por profissionais.

Para combater os sintomas até a chegada a um serviço médico, algumas medidas simples podem ser tomadas de acordo com o tipo de intoxicação, como veremos a seguir.

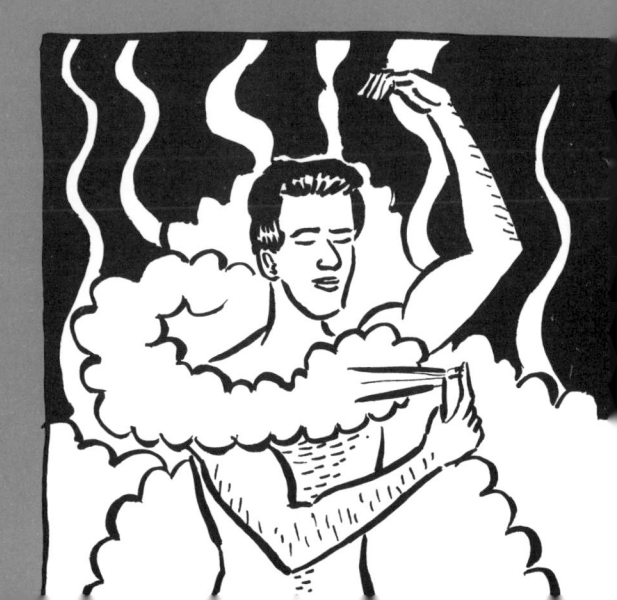

QUEROSENE E GASOLINA

O querosene é um derivado do petróleo utilizado como solvente ou combustível. A intoxicação pode causar dor de estômago, enjoo, falta de ar e alterações neurológicas.

Já a intoxicação por gasolina é provocada pela inalação excessiva dos vapores liberados quando esse produto é manipulado em ambientes fechados e mal ventilados. Os sintomas são semelhantes àqueles encontrados nas pessoas alcoolizadas: euforia, confusão e tontura, além de tosse intensa e falta de ar.

Em caso de intoxicação por gasolina ou querosene:

+ **É fundamental que a pessoa seja levada imediatamente ao hospital.**

+ **Não tente provocar vômito. A situação se agravará se o líquido do estômago for parar nos pulmões.**

SABONETES, PERFUMES E DESODORANTES

Quando ingeridos, causam náuseas e vômitos. Podem também provocar cólicas abdominais e dificuldade para engolir saliva ou líquidos.

As crianças pequenas são as maiores vítimas desses acidentes porque não sabem o que levam à boca.

+ **Não faça a criança vomitar. Procure atendimento médico.**

+ **Se houver contato com os olhos, eles devem ser lavados demoradamente (por pelo menos 5 minutos) em água corrente.**

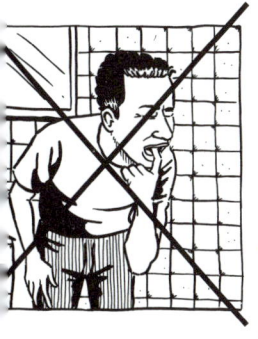

ÁGUA SANITÁRIA

A ingestão de água sanitária, produto de limpeza presente em quase todas as casas, causa sintomas gastrintestinais muito intensos.

Nesse caso:

+ Dê água pura ou azeite para a pessoa beber até chegar ao hospital.

+ Nunca provoque o vômito.

+ Se houver contato com os olhos ou com a pele, lave a região afetada sob água corrente por pelo menos 5 minutos.

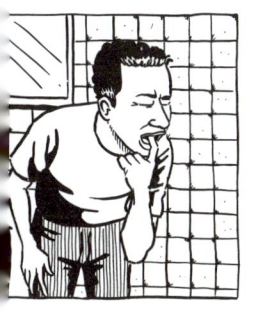

PARACETAMOL

É um analgésico muito usado mas que, em doses elevadas, pode causar uma inflamação grave no fígado (hepatite).

Se for possível, deve-se contar o número de comprimidos ingeridos para informar ao médico.

Se houver dificuldade ou demora em chegar ao hospital:

+ Faça a pessoa vomitar e administre imediatamente um envelope de N-acetilcisteína dissolvido em água. Esse medicamento é vendido nas farmácias sem receita médica.

PRESTE ATENÇÃO

Em caso de intoxicação ou envenenamento, entre em contato com o telefone gratuito do Centro de Assistência Toxicológica do Instituto da Criança do HCFMUSP (CEATOX): 0800-0148110.

CONVULSÕES

O cérebro contém bilhões de células que se comunicam umas com as outras através de impulsos elétricos. Se alguma anormalidade provocar aumento excessivo da atividade elétrica em determinada área cerebral, poderá ocorrer uma convulsão.

As convulsões se manifestam de diversas formas, dependendo dos centros cerebrais afetados. Uma mesma pessoa pode apresentar mais de uma forma de convulsão.

ATENÇÃO
Convulsão não é sinônimo de epilepsia.

A epilepsia não é uma doença específica, mas uma tendência a desenvolver convulsões mesmo na ausência de febre alta, pancada na cabeça, derrames ou tumores cerebrais. Ela pode se instalar em qualquer idade, mas é mais comum em crianças, adolescentes e adultos jovens.

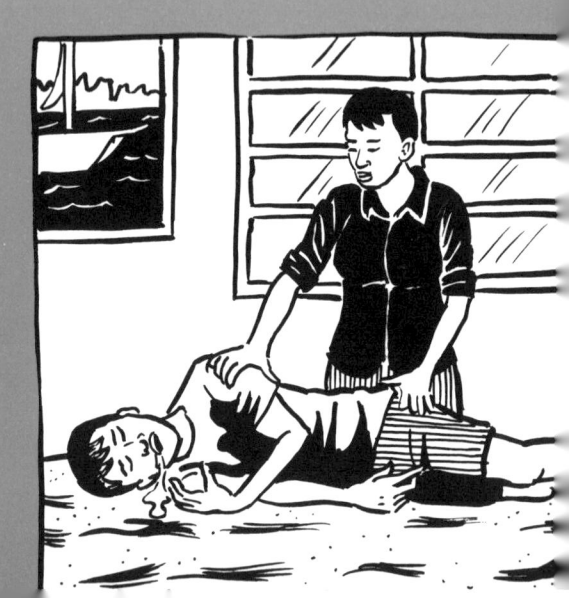

TIPOS DE CONVULSÃO
1 Crises de ausência ou pequeno mal
Durante alguns segundos, a pessoa fica com o olhar perdido como se estivesse no mundo da Lua, e não responde aos chamados.

Quando a ausência dura mais de 10 segundos, podem aparecer movimentos automáticos: piscar de olhos, tremor de lábios e outros.

2 Grande mal ou convulsões tônico-clônicas
Estão associadas à perda súbita de consciência. Todos os músculos dos braços, pernas e tronco ficam endurecidos, contraídos ou estendidos; a face adquire coloração azulada. É a fase tônica.

Em seguida, os músculos começam a sofrer contrações rítmicas, repetitivas. É a fase clônica.

Em ambas as fases, a saliva pode adquirir a forma de espuma. Quando mordida pelos dentes cerrados, a língua sangra.

O quadro dura pouco tempo, mas a pessoa eventualmente demora alguns minutos para voltar ao normal.

Por ignorância, muita gente tem receio de ajudar no momento da convulsão. Não é preciso ter medo, basta fazer o seguinte:

+ **Deite a pessoa de lado para que ela não engasgue com a própria saliva ou vômito.**

+ **Remova todos os objetos ao redor para evitar que ela se machuque.**

+ **Afrouxe as roupas dela.**

+ **NÃO INTRODUZA SEUS DEDOS OU QUALQUER OBJETO NA BOCA DA PESSOA NEM TENTE PUXAR A LÍNGUA PARA FORA.**

Quando a convulsão terminar, procure um serviço de saúde.

3 Convulsões febris

Algumas crianças com menos de 5 anos, que apresentam aumentos ou quedas bruscas de temperatura, podem sofrer convulsões. Quando isso acontece, elas perdem a consciência e se debatem em contrações musculares rítmicas.

Nessa situação, aja exatamente como no caso anterior.

O medo de que o filho morda a língua ou fique sufocado com ela faz com que os pais coloquem colheres, cabos de faca ou enfiem os dedos na boca da criança para puxar a língua para fora. JAMAIS FAÇA ISSO. Muitos dentes são quebrados e gengivas cortadas nessas tentativas impróprias.

O que pode acontecer de pior? A criança morder a língua e sair sangue? Em alguns dias a língua estará cicatrizada, enquanto dentes quebrados e ferimentos cortantes nas gengivas podem ter consequências bem piores.

Outro cuidado importante é marcar a duração das contrações, para informar o médico. Durante o susto você perderá a noção do tempo: segundos parecerão minutos.

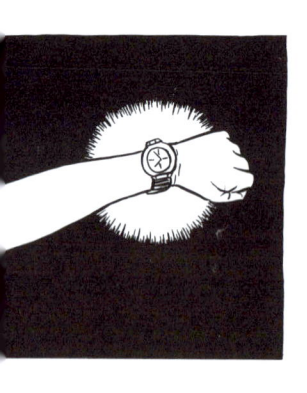

Olhe o relógio assim que as contrações musculares começarem.

Quase todas as convulsões duram segundos ou poucos minutos. Procure assistência imediata logo que a convulsão passar.

Embora convulsões febris nas crianças assustem os pais, elas não costumam deixar sequelas.

ENGASGAMENTO

As pessoas se engasgam quando o caminho que o ar percorre para chegar aos pulmões é obstruído por pedaços de alimento, líquidos ou pequenos objetos.

Nesses casos é fundamental agir rapidamente, porque em minutos a vítima pode perder a consciência e morrer sufocada.

Há quatro sinais que você pode reconhecer sempre que houver engasgamento:

+ **Impossibilidade de respirar.**

+ **Impossibilidade de falar.**

+ **Impossibilidade de tossir.**

+ **O ato de levar as mãos à garganta (sinal universal de engasgamento).**

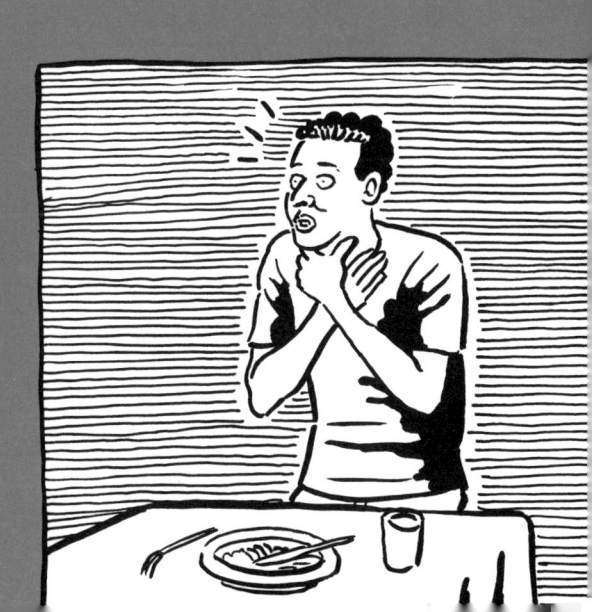

Adultos e crianças pequenas são tratados de maneiras diferentes:

ADULTOS
Adultos costumam se engasgar com pedaços de carne e outros alimentos mal mastigados, ossos, espinhas de peixe e até dentaduras mal-adaptadas.

O atendimento vai depender do estado de consciência da pessoa engasgada.

SE A PESSOA ESTIVER CONSCIENTE:

+ **Agarre-a por trás.**

+ **Passe os braços em torno do corpo dela, de modo que suas duas mãos se encontrem logo acima do umbigo.**

+ **Apoie nessa área um dos punhos bem fechado. Segure-o com a outra mão.**

+ **A seguir, faça cinco compressões bem fortes, de baixo para cima, entre o abdômen e as costelas.**

Repita essas compressões quantas vezes forem necessárias, até que o corpo estranho seja expelido.
Se a pessoa engasgada for uma mulher no final da gravidez, faça as compressões mais acima, junto ao tórax.

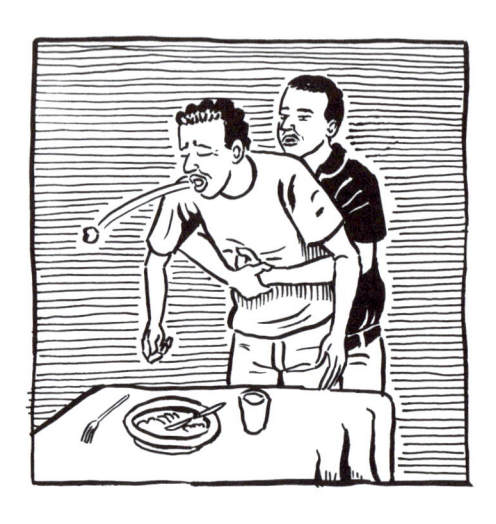

SE A PESSOA ESTIVER INCONSCIENTE:

+ **Deite-a de barriga para cima.**

+ **Puxe o queixo dela para a frente e veja se conse-
gue enxergar o objeto causador do engasgo. Se ele
estiver visível, retire-o com cuidado. Se não conseguir vê-lo, não tente procurá-lo com os dedos.**

+ **Ajoelhe-se sobre a pessoa, com um joelho de cada
lado do corpo dela.**

+ **Com as duas mãos apoiadas na região abdo-
minal acima do umbigo, faça cinco compressões
rápidas de baixo para cima (no sentido do abdômen para o tórax).**

Repita a operação quantas vezes forem necessárias.

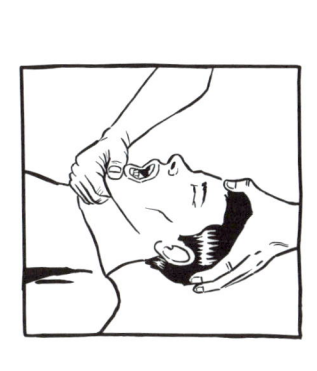
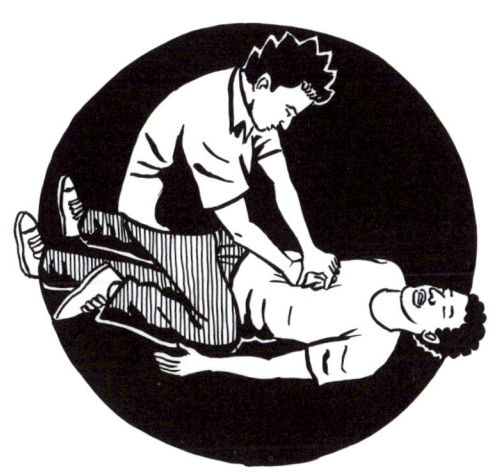

SE A MANOBRA NÃO DER RESULTADO:

+ **Sente-se numa cadeira, coloque a pessoa de barriga para baixo sobre uma almofada ou travesseiro apoiado em seus joelhos, de modo que a cabeça dela fique pendente (para baixo).**

+ **Faça cinco compressões fortes nas costas para que o abdômen e o tórax sejam comprimidos contra seus joelhos.**

Repita a operação quantas vezes forem necessárias.

SE, POR ALGUMA RAZÃO, VOCÊ NÃO CONSEGUIR
LEVANTAR A PESSOA:

+ **Deite-a de lado.**

+ **Ajoelhe-se, para apoiar a parte superior do abdômen dela em seu joelho, e faça cinco compressões fortes nas costas com um dos punhos fechados, de modo que o abdômen seja pressionado contra seu joelho.**

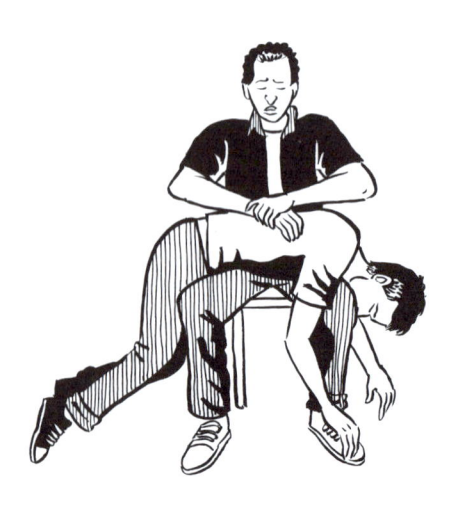
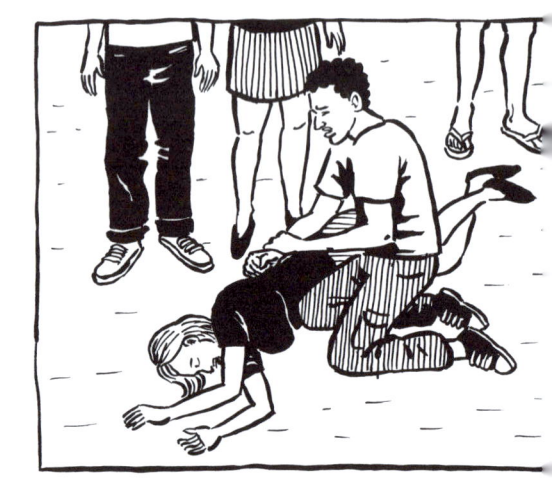

BEBÊS E CRIANÇAS PEQUENAS

As crianças costumam engasgar com alimentos e objetos que inadvertidamente põem na boca: moedas, tampinhas de refrigerante, partes de brinquedos e plásticos que não deveriam estar ao alcance delas.

Quando o bebê engasgar, faça o seguinte:

+ **Coloque-o de barriga para baixo apoiado em seu braço, de modo que a cabeça fique em posição mais baixa, pendente.**

+ **Segure o queixo do bebê com a mão do braço em que ele está apoiado.**

+ **Com a outra mão, faça cinco compressões firmes bem no meio das costas (mais próximas da nuca do que das nádegas).**

Repita a operação quantas vezes forem necessárias.

SE A MANOBRA NÃO DER RESULTADO:

+ **Vire o bebê de barriga para cima, apoiado em seu braço, com a cabeça em posição mais baixa.**

+ **Com dois dedos, faça cinco compressões firmes no tórax, logo abaixo da linha imaginária que liga um mamilo ao outro.**

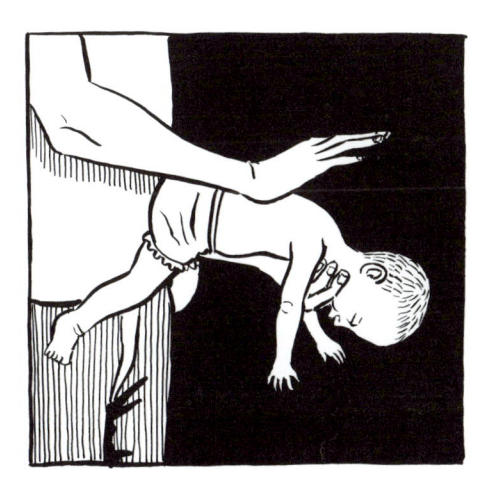 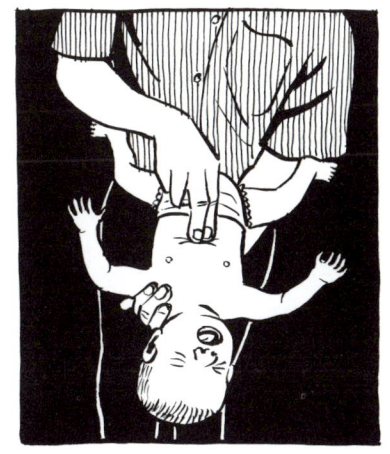

Crianças maiores podem ser submetidas às manobras descritas para os adultos.

PREVENÇÃO
- Evite que as crianças menores brinquem com objetos pequenos, como pilhas, botões, moedas e sementes.
- Ofereça-lhes alimentos em pequenas porções, observando a consistência adequada a cada idade.
- Mastigue bem os alimentos e engula-os em pequenas porções (especialmente carnes mais duras). Preste atenção nos idosos e nos portadores de problemas neurológicos, que podem apresentar dificuldades para engolir.

AFOGAMENTO

O afogamento é caracterizado pela presença de uma quantidade de água nos pulmões capaz de impedir que eles funcionem normalmente.

Ocorre em lagos, represas, piscinas e no mar, mas também dentro de casa, como é o caso dos bebês nas banheiras. As pessoas que se afogam geralmente não sabem nadar e se desesperam quando têm a sensação de que não conseguem respirar.

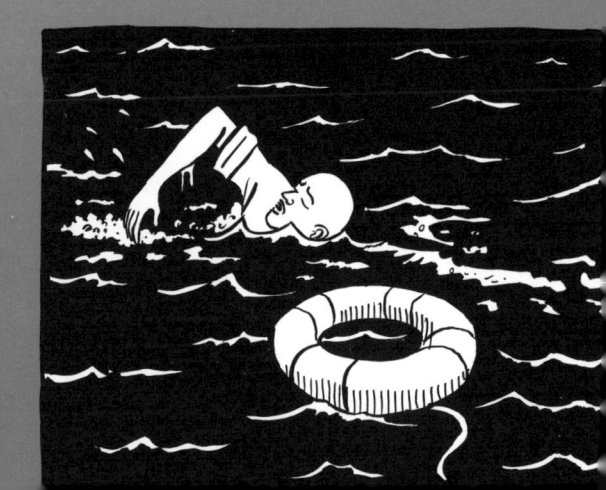

A maioria dos afogamentos acontece em água doce; apenas 10% acontecem no mar.

Por isso, preste atenção:

Resgatar quem está se afogando, especialmente no mar, é um trabalho para profissionais. Os bombeiros salva-vidas são os especialistas para essas eventualidades.

Se não houver salva-vidas por perto, você deve tomar as seguintes providências:

+ **Chame ajuda de outras pessoas.**

+ **Jogue uma boia, um remo ou qualquer objeto em que a pessoa possa se segurar para não afundar.**

+ **Se estiver numa embarcação pequena, não tente puxar a pessoa para dentro do barco, porque ele poderá virar.**

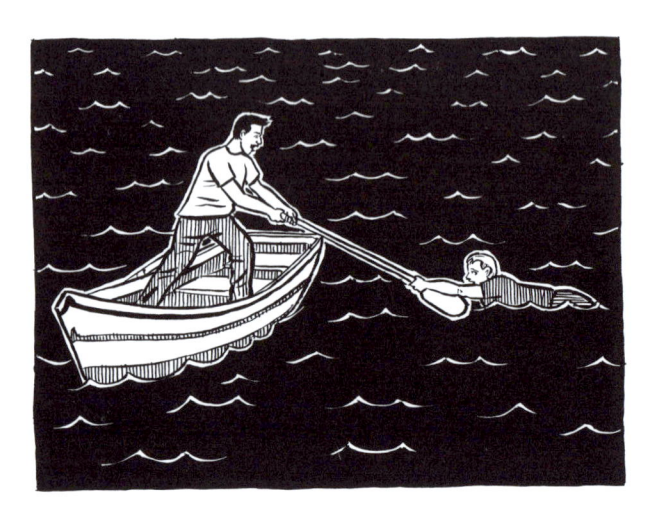

PREVENÇÃO

Não é preciso ter medo da água. Para prevenir afogamentos, basta tomar as seguintes precauções:

- Nunca entre na água se estiver sozinho.
- Nunca entre na água à noite.
- Crianças pequenas e todos que estão aprendendo a nadar devem usar boias.
- Não entre num barco sem colete salva-vidas.
- Não brinque perto de piscinas, mesmo se estiverem cobertas com plásticos de proteção — esses plásticos podem ceder ao peso de alguém que cai sobre eles.
- Jamais mergulhe, nem de cabeça nem de costas, em lugares que você não conhece bem.

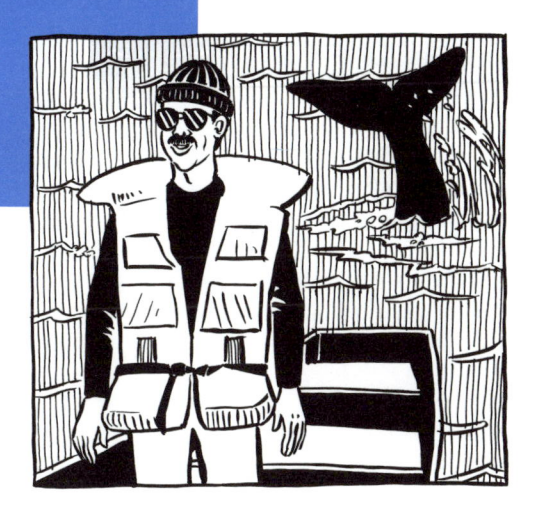

PARADA CARDIORRESPIRATÓRIA

Paradas cardiorrespiratórias não escolhem hora nem lugar. Milhares de pessoas sofrem esse tipo de emergência nos ônibus e trens ou caminhando nas ruas, mas a maior parte delas ocorre no ambiente doméstico, muitas vezes quando só há crianças por perto.

Paradas cardiorrespiratórias representam a interrupção completa da respiração e da circulação do sangue pelo corpo.

O coração é a bomba encarregada de fazer o sangue fluir continuamente pelos vasos sanguíneos. Se o coração para, todo o mecanismo entra em falência e os tecidos são privados de oxigênio, elemento essencial para o funcionamento das células.

Alguns órgãos resistem menos à falta de oxigênio. O cérebro, por exemplo, depois de poucos minutos sofre danos irreversíveis.

Por isso, é preciso reconhecer a parada cardiorrespiratória e saber o que deve ser feito no momento em que ela ocorre.

COMO RECONHECER

Quando o fluxo de sangue pelas artérias e veias é interrompido de maneira definitiva, a pessoa é incapaz de apresentar qualquer reação.
Se ela parece desacordada, pergunte:

"Você está me ouvindo?"

Se não houver resposta nem reação aos estímulos físicos, atenção:

A pessoa com o coração parado não respira, não se movimenta, não reage.

O QUE FAZER

A primeira providência é chamar ajuda imediatamente. A maioria das cidades tem um serviço de emergência ou SAMU. LIGUE PARA 192 ou 193.

Não se esqueça de avisar que se trata de uma parada cardíaca e de pedir um desfibrilador (aparelho que pode ajudar o coração a voltar a bater).

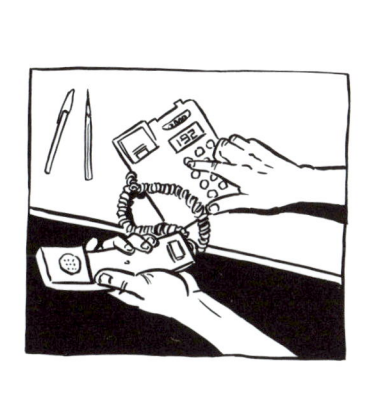
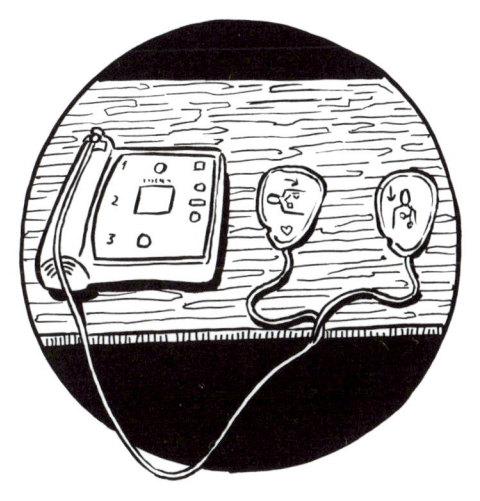

Depois de chamar ajuda, comece imediatamente a fazer as manobras de reanimação:

+ **Deite a pessoa de barriga para cima, se possível no chão ou em outra superfície plana, de consistência firme.**

+ **De joelhos, coloque-se ao lado, à altura dos ombros dela.**

+ **Com os braços estendidos, procure apoiar a parte dura da palma das suas mãos (junto aos punhos), uma em cima da outra, sobre o esterno da pessoa, na altura da linha imaginária que vai de um mamilo ao outro — esterno é o osso do meio do tórax.**

+ **Faça pelo menos 100 compressões a cada minuto. Para não ficar cansado rapidamente, use o peso do seu corpo para as compressões em vez de usar a força dos braços.**

Mantenha as compressões até que chegue o desfibrilador e a ajuda especializada.

IMPORTANTE
Os especialistas demonstraram que as compressões torácicas muitas vezes são suficientes para a reanimação, mesmo que não seja feita a respiração boca a boca.

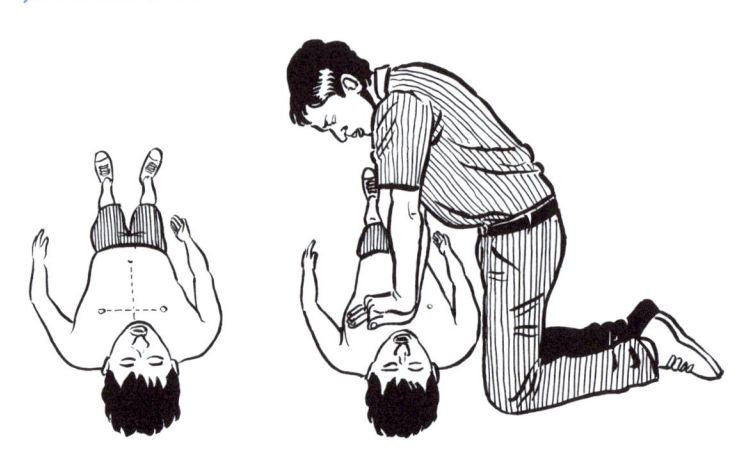

Saiba que já ajudará muito ao pedir auxílio imediatamente pelo 192 ou pelo 193 e der início às compressões torácicas (chamadas popularmente de massagem cardíaca).

As compressões devem ser feitas com vigor. O objetivo é transmitir a energia do corpo do reanimador para o coração parado. Nessas circunstâncias, o coração será capaz de impulsionar o sangue e assim evitar que os demais órgãos sofram pela falta de oxigênio.

Jamais tente transportar a pessoa por conta própria. É inútil: com o coração parado, ela não sobreviverá. Concentre-se nas compressões torácicas.

Você pode perguntar: "E se o socorro não chegar?".

Paciência, nada poderá ser feito. Só haverá solução se a pessoa recuperar a consciência e a capacidade de reagir. E, para isso, as compressões não podem ser interrompidas.

Outra maneira de realizar a reanimação é alternar as compressões torácicas com a ventilação boca a boca. Ela pode ser realizada por pessoas treinadas. Se você ainda não recebeu esse treinamento, procure informações na sua cidade sobre como fazê-lo. Qualquer cidadão pode e deve aprender as técnicas de reanimação, não importa a idade ou a profissão.

REANIMAÇÃO EM CRIANÇAS OU BEBÊS

Felizmente, as paradas cardíacas em crianças são muito raras. Além disso, nelas, a tolerância dos tecidos à falta de oxigênio é relativamente maior.

Apesar de tudo, a urgência para pedir socorro e começar as compressões deve ser igual à que é exigida no caso dos adultos.

Os passos iniciais são praticamente os mesmos. As diferenças são as seguintes:

+ Se estiver sozinho, realize cinco ciclos — de trinta compressões torácicas, seguidas de duas respirações boca a boca — antes de pedir ajuda pelo 193 ou pelo 192 (no caso dos adultos, o pedido de ajuda é o primeiro passo). Os cinco ciclos duram aproximadamente dois minutos.

+ Mantenha uma frequência de pelo menos 100 compressões torácicas por minuto.

+ Use somente uma das mãos para as compressões torácicas.

+ Em bebês, posicione dois dedos de sua mão no centro do tórax da criança, entre os mamilos.

+ Comprima o tórax para chegar até 30% a 50% de sua profundidade (geralmente entre quatro e cinco centímetros abaixo da posição inicial).

+ Após cada compressão, deixe o tórax voltar para a posição inicial — esse movimento contínuo, como uma mola que encolhe e volta ao normal, é fundamental para o sucesso da reanimação.

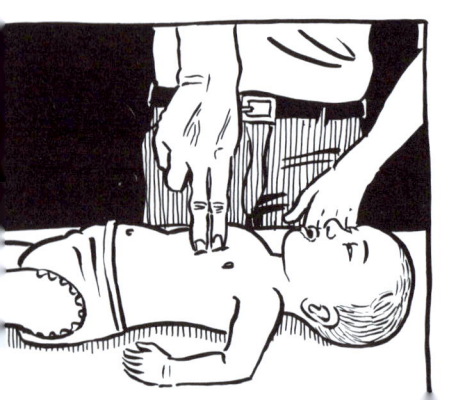

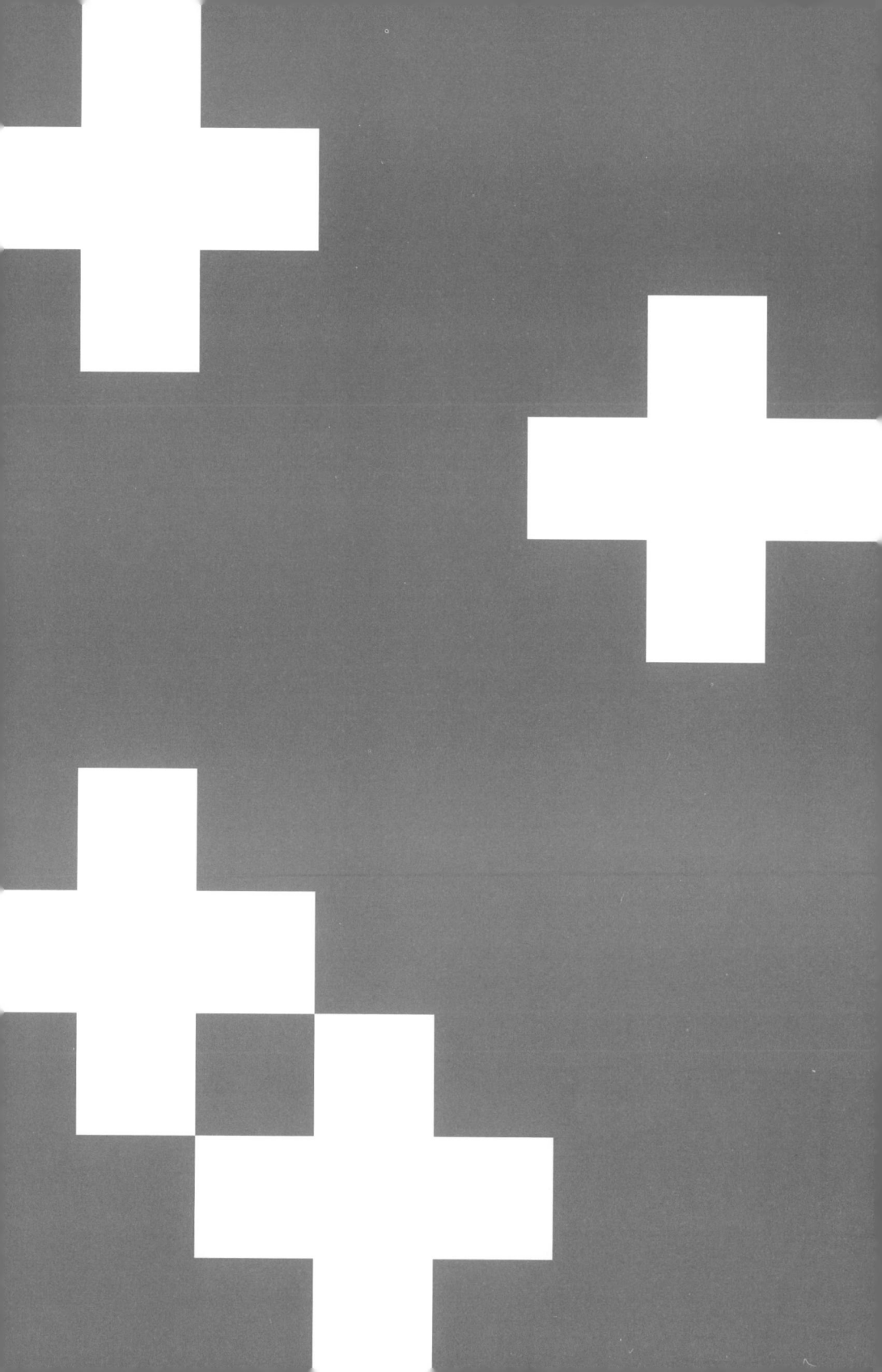

TELEFONES ÚTEIS

SAMU: 192
(SERVIÇO DE ATENDIMENTO MÓVEL DE URGÊNCIA)

Esse serviço funciona 24 horas por dia. É formado por equipes multidisciplinares de médicos, enfermeiros, auxiliares de enfermagem e socorristas.

O SAMU atende em qualquer lugar: nas casas, empresas, lojas e nas ruas.

Se não conseguir contato com o SAMU, as alternativas são:

- **CORPO DE BOMBEIROS (TELEFONE 193)**
- **POLÍCIA MILITAR (TELEFONE 190)**

Apesar de terem outras atribuições, essas corporações podem auxiliar diretamente ou direcionando o chamado para o SAMU.

CEATOX-SP: 0800-0148110
(CENTRO DE ASSISTÊNCIA TOXICOLÓGICA DO INSTITUTO DA CRIANÇA DO HOSPITAL DAS CLÍNICAS DA FACULDADE DE MEDICINA DA UNIVERSIDADE DE SÃO PAULO)

Anote aqui telefones para atendimento de emergência em sua cidade ou região; anote também telefones de médicos, parentes e amigos que possam ajudá-lo se houver necessidade:

1 _____

2 _____

3 _____

4 _____

5 _____

GLOSSÁRIO

ANALGÉSICO Medicamento que alivia a dor.

ANTI-INFLAMATÓRIO Medicamento capaz de diminuir as reações inflamatórias. A descrição clássica da inflamação inclui dor, calor e rubor (coloração avermelhada).

CONTRATURA É a contração permanente e involuntária das fibras musculares, sem que haja rompimento delas. Acontece após um esforço intenso ou excessivo. Os músculos são constituídos por diversas fibras que têm a capacidade de se contrair e relaxar para a execução dos movimentos.

DESIDRATAÇÃO É o estado resultante da redução da quantidade ideal de água para o funcionamento do organismo. A falta de água nos tecidos pode afetar funções vitais, como a circulação, a respiração e a excreção de substâncias pela urina.

ESCORIAÇÃO Perda de camadas superficiais da pele ou das mucosas, geralmente causada por trauma ou atrito. É uma ferida mais superficial.

ESTIRAMENTO É consequência da extensão excessiva de um tendão, que acontece quando o movimento é feito de maneira inadequada.

FREQUÊNCIA RESPIRATÓRIA Assim como o coração, os pulmões se movimentam com regularidade. Em geral, contamos o número de vezes que alguém inspira (enche o peito de ar) no decorrer de um minuto. Crianças e bebês de colo normalmente têm frequência respiratória mais alta em repouso (entre 35 e 50 em bebês, 20 e 25 em crianças de 8 anos e cerca de 15 nos adultos).

GANGRENA É a perda da vitalidade de um tecido do corpo humano que acontece por interrupção do fluxo de sangue. A pele afetada costuma ficar muito escura.

GARROTEAMENTO É uma técnica de impedir a circulação do sangue numa parte do corpo (geralmente braço ou perna). Trata-se de uma prática popular e antiga, que não deve ser utilizada.

GERMES Termo que se usa para descrever organismos microscópicos que podem causar infecções, como bactérias ou fungos.

HEMATOMA É a mancha avermelhada ou arroxeada resultante da ruptura de vasos sanguíneos logo abaixo da pele.

MENINGES São as membranas que envolvem e protegem o cérebro e a medula espinhal. São elas: dura-máter (mais espessa e próxima aos ossos do crânio), aracnoide (camada intermediária) e pia-máter (camada mais fina e interna).

NECROSE Morte de um tecido por interrupção do fluxo de sangue.

PLAQUETAS São fragmentos de células produzidas na medula óssea, que têm a função de auxiliar o processo de coagulação do sangue.

RADIAÇÃO É um termo genérico que se refere à emissão e transmissão de energia através de um meio (ou pelo espaço), a qual será absorvida por outro corpo. A radiação solar é a energia emitida pelo sol.

TAQUICARDIA É o batimento cardíaco acelerado. O coração se contrai um determinado número de vezes no tempo de um minuto. No exercício ou em algumas doenças (por exemplo, gripes, principalmente se houver febre), o ritmo cardíaco pode aumentar muito. A frequência cardíaca normal em repouso dos bebês é mais alta que a dos adultos (em bebês, cerca de 140 batimentos por minuto; em adultos, cerca de 80).

TÉTANO É uma doença infecciosa grave, causada por uma proteína do *Clostridium tetani*, bactéria encontrada no solo (areia e terra, principalmente), que pode entrar no corpo através de ferimentos. A doença provoca contrações musculares muito intensas e incontroláveis que, nos casos mais graves, podem dificultar ou impedir a respiração. Felizmente existe vacina antitetânica, que todos devem tomar, pelo calendário oficial de vacinação, aos 2, 4 e 6 meses de vida. O primeiro reforço é aos 15 meses e o segundo, entre 4 e 6 anos. A partir dessa idade novos reforços devem ser feitos a cada 10 anos.)

VASODILATAÇÃO As paredes dos vasos sanguíneos são compostas de uma camada muscular. Em algumas situações essa camada pode relaxar (vasodilatação), deixando a pele da área avermelhada.

DRAUZIO VARELLA
Nasceu em São Paulo em 1943.
Formado em medicina pela
Universidade de São Paulo, dirigiu
o serviço de imunologia do Hospital
do Câncer durante vinte anos. Foi um
dos pioneiros no tratamento da AIDS
no Brasil, encampando campanhas
de prevenção da doença no rádio,
e trabalhou como médico voluntário
na Casa de Detenção de São Paulo
(Carandiru) de 1989 até a sua
desativação, em 2002, e sobre
essa experiência escreveu *Estação
Carandiru* (Prêmio Jabuti de Livro
do Ano de Não Ficção). Atualmente,
atende na Penitenciária Feminina
da Capital e dirige no rio Negro
um projeto que pesquisa plantas
brasileiras que possam ajudar
no tratamento do câncer. Pela
Companhia das Letras, publicou
também *Por um fio, Borboletas da
alma, O médico doente, A teoria
das janelas quebradas*, e os infantis
Nas ruas do Brás (2000; Prêmio
Novos Horizontes, da Bienal
de Bolonha, e Revelação Infantil,
da Bienal do Rio de Janeiro)
e *De braços para o alto* (2002).

CARLOS JARDIM

Nasceu em 1974, em São Paulo, e estudou medicina na Universidade de São Paulo. Fez residência em clínica médica e pneumologia no Hospital das Clínicas da Faculdade de Medicina da USP e defendeu o doutorado em 2005. Trabalha como médico pneumologista no Instituto do Coração (HCFMUSP) e no Hospital Sírio-Libanês.

CAETO

Nasceu em Assis, interior de São Paulo, em 1979. No mercado editorial desde 2000, já ilustrou obras de autores como Fernando Bonassi e Heloisa Prieto. Foi editor dos fanzines *Sociedade radioativa* e *Glamour popular*, em que publicou suas HQs. Em 2010, lançou pelo selo Quadrinhos na Cia. seu primeiro romance gráfico: *Memória de elefante*.

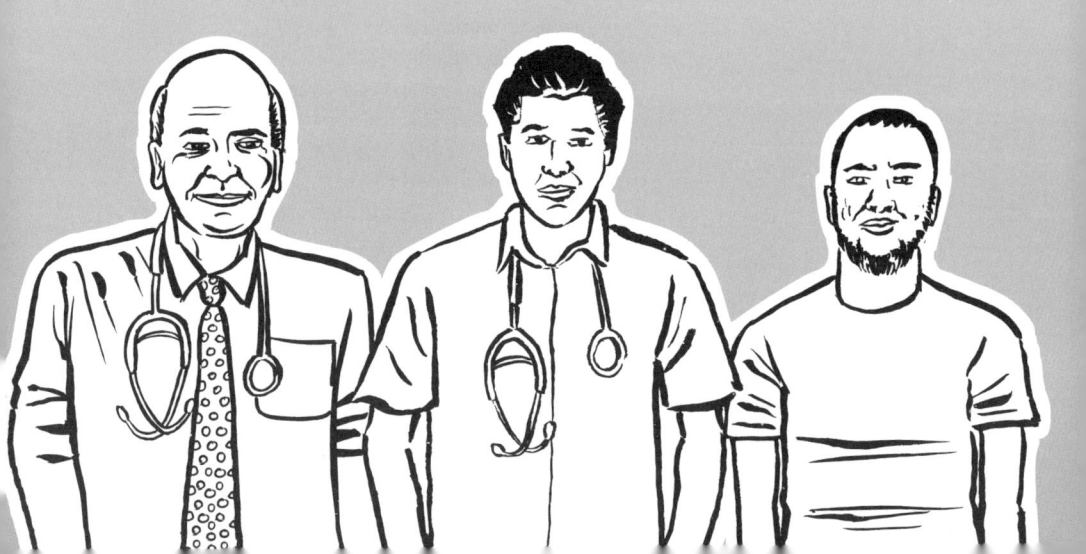

ESTA OBRA FOI COMPOSTA EM FUTURA
E IMPRESSA PELA GRÁFICA BARTIRA EM OFSETE
SOBRE PAPEL PAPERFECT DA SUZANO PAPEL
E CELULOSE PARA A EDITORA CLARO ENIGMA
EM JUNHO DE 2011